Renate Leypold

Die

Pantothensäure

das verkannte Genie

Plädoyer für ein B-Vitamin,
das mehr kann, als man denkt

2

Die Deutsche Bibliothek – CIP-Einheitsaufnahme

Die Pantothensäure – das verkannte Genie

ISBN 3-00-005317-4

Titelbild: "Der Zitratzyklus" aus "Die Zelle" von J. Ude und M. Koch, Gustav Fischer Verlag Stuttgart, New York 1982, S. 85; Rechte bei W.H.Freemann & Company, New York.

© Renate Leypold, Bauerstr. 40, 80796 München.
Februar 2000
Alle Rechte vorbehalten.
Druck: LIBRI Books on Demand, Hamburg
Printed in Germany

Ich habe es in meinem Kampfe
oft auch mit traurigem Herzen
erfahren müssen,
die Sonne ist mir oft verlöscht,
aber wieder aufgegangen,
und je öfter sie verlöscht ist,
desto heller und schöner
ist sie aufgegangen.

Jakob Böhme
(1575 – 1624)

Die Verfasserin gibt lediglich Dosierungsbeispiele und hält den Benutzer des Buches an, diese nicht ohne den Rat eines Arztes oder Heilpraktikers zu übernehmen. Jede Einnahme und Dosierung geschieht auf eigene Gefahr; es kann keine Haftung dafür übernommen werden.

Inhaltsübersicht

Kapitel 4

Kapitel 5

Kapitel 6

Vorwort

Dieses Buch entsteht aus dem Bedürfnis heraus, die eigenen in langen Jahren gemachten Erfahrungen und Erkenntnisse über die Pantothensäure der Öffentlichkeit zugänglich zu machen und an den günstigen Wirkungen teilhaben zu lassen.
Diese faszinierende Substanz, es ist eigentlich "nur" ein Vitamin, weckte mein Interesse und so wollte ich mehr über deren Biochemie in unserem Körper wissen. So stieß ich auf die vielfältigsten Verflechtungen mit anderen wichtigen Stoffwechselvorgängen.
Diese Vielfalt ist es, die der Pantothensäure immer wieder die ihr zugeschriebene Aussage verleiht, sie habe eine "fundamentale Bedeutung im Stoffwechsel". Dies möchte ich für andere nachvollziehbar hier darlegen. Aus dieser Bedeutung im Stoffwechsel ergibt sich gleichzeitig die therapeutische Vielfalt. Sie ist ganz einfach biochemisch begründet!

Durch ihr Eingreifen in die verschiedensten Auf- und Abbauvorgänge im Körper, zur Hormonbiosynthese, im Fettstoffwechsel und vielen anderen Reaktionen ist sie im Stoffwechsel unverzichtbar. Natürlich kann sie das nicht allein vollbringen, natürlich braucht sie Helfer, so z.B. die anderen B-Vitamine. Nur sie selbst muß in recht unterschiedlicher Menge vorhanden sein, mal in hohen Mengen, mal in normaler Tagesbedarfsmenge, um den unterschiedlichen Anforderungen der heutigen Zeit: hohe Streßbelastung, Umweltgifte und anderen Schädigungen gerecht werden zu können.

Mein Anliegen ist es, dem nachzugehen, ob der entstehende Bedarf heute noch aus der Nahrung gedeckt werden kann, wie es überall heißt. Gleichzeitig soll es Anregungen geben, dem nachzugehen, ob die Pantothensäure nicht für viele andere Krankheiten eine Bedeutung haben könnte.

Ansatzpunkte hierfür möchte ich auf Grund meiner eigenen Erfahrungen liefern.

Die Schrift ist bewußt groß gewählt, um es auch älteren Menschen und "Sehgeschädigten" zu ermöglichen dieses Buch zu lesen. Dies erscheint gerade deshalb wichtig, weil die Pantothensäure für ältere Menschen von besonderer Bedeutung ist.

Es muß eindringlich davor gewarnt werden bei Erkrankung einfach "drauflos zu therapieren"! Es sollte unbedingt der Arzt aufgesucht werden, auch bei vermeintlich leichten Erkrankungen und diesem die Diagnose überlassen werden. Er hat es gelernt. Denn es könnte sich ja immerhin etwas anderes und möglicherweise viel Schlimmeres hinter diesen Symptomen verstecken und die Krankheit würde sonst nur verschleppt werden.

Danksagung

Ich möchte mich bei all jenen herzlich bedanken, die mir dabei behilflich waren, dieses Buch fertigzustellen. Ganz besonders half mir meine Mutter bei der mühseligen Kleinarbeit der Recherchen und beim Korrekturlesen. Die Inspiration zur Abfassung bzw. überhaupt damit zu beginnen erhielt ich von Professsor Schattenkirchner. Erst durch das Können meiner mir zur Seite stehenden Therapeuten und Augenärzte wurde es mir möglich gemacht, diese Arbeit zu bewältigen. Besonders danke ich Peter Englitz für die technische Hilfestellung im Kampf mit den Tücken und Segnungen des Computers bei der Abfassung und der Fertigstellung des Manuskripts.

München im Februar 2000

Kapitel 1

Wie es dazu kam

Hier möchte ich schildern, wie ich auf die Pantothensäure stieß, diese mein Interesse weckte und es mich fortan nicht mehr losließ.

Kurzer biographischer Rückblick

Im Alter von etwa 5 Jahren erkrankte ich an primär chronischer Polyarthritis. Ein anderer Name in der medizinischen Fachsprache ist rheumatoide Arthritis. Diese beiden Begriffe wechseln sich in der Medizin ab, mal ist der eine moderner, mal der andere. Einfacher kann man aber auch chronisches Gelenkrheuma dazu sagen, oder wie im Volksmund ganz einfach "Rheuma". Dies ist eine und das ganz besonders für Kinder "widerliche Krankheit". Viele wissen nicht, daß auch Kinder schon daran erkranken können, aber es ist leider so!

Dies bedeutete für mich geschwollene Knie- und Sprunggelenke und damit Schmerzen beim Gehen und oft auch in Ruhe. Das Wort Rheuma kommt von Fluß - fließen- ziehen - und dies beschreibt gut die Schmerzen. Sie ziehen herum im Körper, befinden sich besonders um die Gelenke herum, man fühlt sich steif und "rostig". Man ist eigentlich schon alt, obgleich man doch jung ist!

Herumtoben und Springen war nun nicht mehr möglich und ich war vorher eher ein "Wildfang"! Dafür gab es nun monatelange Krankenhausaufenthalte, auch in einer Rheuma-Spezialklinik, unangenehme Untersuchungen und täglich Medikamente einzunehmen.

Trotz allem ging die Erkrankung weiter, sie verläuft schubweise mal sind die Entzündungen an den Gelenken und damit die Schmerzen stärker und mal geringer. Im Laufe der Zeit wurden immer mehr Gelenke befallen und es waren stärkere Medikamente nötig und ebenso neue Krankenhausaufenthalte. Bis heute - 45 Jahre später - ist diese Krankheit ein Problemkind der Medizin geblieben, weil sie kaum zum Stillstand gebracht, geschweige denn geheilt werden kann.

So gab es für mich weiterhin keinen Sport, keinen Turnunterricht und ich war von vielem ausgeschlossen. Doch trotzdem versuchte ich ein möglichst normales Leben zu führen: ich besuchte die Mittelschule, anschließend das Gymnasium und machte das Abitur. Gerne hätte ich Medizin studiert. Die Noten hätten es erlaubt, doch konnte ich mir dieses anstrengende Studium, langes Stehen und anschließend die Assistenzzeit, mit dieser Krankheit nicht zumuten.

So entschied ich mich für das Studium der Volkswirtschaft. Dieses Studium erlaubt Sitzen, was gerade damals wichtig war, weil meine Hüftgelenke zu der Zeit sehr schmerzhaft waren. So gelang es mir unter körperlich größeren Mühen als üblich, dieses Studium erfolgreich abzuschließen.

Die Entdeckung

Gleich danach begann ich mit einem Selbststudium der Medizin, um auch nebenher meiner Mutter geschäftlich helfen zu können, nachdem einige Jahre zuvor mein Vater gestorben war und sie nun allein die Firma führte.

So begann ich die medizinische Standardliteratur zu lesen und durchzuforsten. Was könnte bei "Rheuma" noch helfen? Zu diesem Zeitpunkt stand ich mit meiner chronischen Polyarthritis ziemlich alleine da. Nach häufigen rheumatischen Augenentzündungen und der jahrelangen Einnahme von Cortisonpräparaten, die bekanntermaßen eine Trübung der Augenlinse in jungen Jahren begünstigt, war auch eine Staroperation nötig geworden.

Einige Jahre hatte mir ein sehr guter "alternativer" Arzt geholfen und mich mit vielen naturheilkundlichen Methoden bekannt gemacht und mit teilweise recht drastischen Therapien soweit fit gemacht, daß ich das Studium erfolgreich über die Bühne bringen konnte. Doch schließlich war auch er mit seinem Latein am Ende.

Was also weiter tun?

Von der herkömmlichen Medizin wußte ich, was sie zu bieten hatte und daß sie ausgereizt war, außer ich wollte noch schärfere Mittel, also giftigere, wie Zytostatika zu mir nehmen, die mir dann unweigerlich neue Probleme schaffen würden. Außerdem wußte ich, daß ich sehr empfindlich auf solche Medikamente reagiere.

So tauchte ich 1979 ein in mein Literaturstudium, las in medizinischer Standardliteratur vornehmlich alles über natürliche Substanzen und erforschte die Vitamine, Mineralien und Spurenelemente. Ich wußte wonach ich suchte: Eine Substanz natürlicher Art, die neben Homöopathie, Phytotherapie und anderen naturheilkundlichen Methoden vor allem entzündliche Vorgänge günstig beeinflussen kann und/oder auch weitere degenerative Schädigungen der Gelenke vermeidet.

Ich las in dem medizinischen Lehrbuch der Inneren Medizin von Schettler[1] alles über die dort aufgeführten Vitamine und fand bei der Pantothensäure:

"Die Pantothensäure ist in kleinen Mengen in jeder lebenden Zelle enthalten...."

"Die Pantothensäure ist ein wesentlicher Bestandteil des Coenzym A"

"Infolge der zentralen Stellung des Coenzyms A im Intermediärstoffwechsel ergeben sich vielfältige Mangelsymptome".

Beschrieben wurden
* "entzündliche und degenerative Veränderungen an den Schleimhäuten,
* Herabsetzung der Resistenz des Organismus,
* fettige Degenerationen der Leberzellen,

---

[1] Schettler, Gotthard, Innere Medizin, 4. Auflage, Thieme, Stuttgart, 1976.

14

- Störungen des Wachstums und der Knorpelbildung, sowie
- Akroparästhesien wie z.b. das Burning-feet-Syndrom, das vornehmlich in den unterernährten Bevölkerungsschichten des Fernen Ostens beheimatet ist".

Die Formulierung, daß sich bei Pantothensäuremangel Störungen der Knorpelbildung zeigen, elektrisierte mich. Dies schien einen Bezug zum rheumatischen Geschehen zu haben und so forschte ich weiter. In dem bekannten Biochemie-Lehrbuch von Karlson[2] fand ich dann wieder die Formulierung, daß die Pantothensäure als Bestandteil des Coenzym A "eine äußerst wichtige Rolle im Stoffwechsel spielt". Da sich hier ein Bezug zum Knorpel zeigte, war eine mögliche Bedeutung im rheumatischen Geschehen vorstellbar.

So stürzte ich mich in die Biochemie und verfolgte die biochemischen Verflechtungen des Coenzym A in unserem Stoffwechsel, die dort ausführlich dargestellt werden.

Da es mein Hauptanliegen war, mir selbst in meiner Krankheit zu helfen, versuchte ich alles, was mir möglich war, über die Pantothensäure zu erfahren und ließ mir auch von namhaften Pharmafirmen Informationsmaterial über die Vitamine senden. So rundete sich langsam das Bild.

Persönliche Erfahrungen

Meine persönlichen Erfahrungen mit der Pantothensäure begannen Mitte 1980. Die Pantothensäure ist ein Vitamin der B-Gruppe. Wie aus der Literatur hervorgeht, hat sie im Organismus eine äußerst bedeutsame Stellung. Nach all-

---

[2] Karlson, Peter, Kurzes Lehrbuch der Biochemie, 11. Auflage, Thieme, Stuttgart 1980.

gemeiner Auffassung liegt der Tagesbedarf bei etwa 6mg. Diese Menge kann über die Nahrung zugeführt werden, im Krankheitsfall ist sie jedoch nicht ausreichend. Nachdem überall verzeichnet ist, daß die Pantothensäure untoxisch ist, konnte ich unbesorgt höhere Mengen einnehmen als auf den Beipackzetteln vermerkt war. Es wurde mir zwar zuweilen etwas mulmig bei Tagesdosen von 1200-1600mg, aber es tat mir gut.

Damals besuchte ich viele Kurse und Seminare und lernte dort mehrere Testmethoden. Dazu zählte auch die Elektro-akupunktur nach Voll (EAV). Ich wollte sicherer werden in der Dosierung. Mit dieser Methode ist es möglich, jeweils das für den Menschen verträglichste und therapeutisch günstigste Medikament herauszufinden. Im Familienkreis kristallisierte sich seitdem immer wieder die günstige Wirkung der Pantothensäure in den unterschiedlichen Krankheiten heraus.

Im Frühjahr 1982 bekam ich eine schwere Grippe, mit hohem Fieber, Halsschmerzen, die Stimme versagte, es ging mir sehr schlecht. Nach Laboruntersuchungen stellte es sich als Pfeiffersches Drüsenfieber heraus. Dies ist eine Virusinfektion, man nennt sie auch Mononukleose. Gerade jüngere Erwachsene werden gerne von ihr befallen, daher der Name "Studentenkrankheit". Schon in den Wochen zuvor hatte sich beruflicher Ärger angekündigt. In der Firma, deren Waren über uns vertrieben wurden, kam es zu Produktionsumstellungen. Infoge Verpackungsänderungen war meine Mutter den ganzen Tag Ausdünstungen von Insektiziden ausgesetzt.
Sie bekam immense Schleimhautreizungen, hatte ein ständiges Kratzen im Hals, Magenbeschwerden und konnte nichts essen. Sie fühlte sich elend und schlapp und konnte kaum arbeiten, mußte aber und ich konnte ihr nicht helfen. Für mich bedeutete dies einen ungeheuren Psychostreß, ich erkannte wie gefährlich die Situation war. Das Drama war perfekt.

In Zusammenarbeit mit einer befreundeten Laborärztin und unserer Heilpraktikerin gestalteten wir die Therapie. Meine Mutter erhielt eine ausgetestete homöopathische Insektizidnosode, viele blutbildende Vitamine, darunter alle B-Vitamine, Vitamin E und viel Vitamin C, sowie hochdosiert Pantothensäure. Damit kam sie langsam wieder auf die Beine. Mir selbst ging es nur langsam besser, die beruflichen Spannungen hielten an und all dies belastete auch mein Immunsystem zusätzlich. Alles weitete sich im Sommer zu massiven Augenproblemen aus. Nachdem durch die rheumatische Grunderkrankung schon Vorschäden vorhanden waren. Dieser monatelange Dauerstreß und die Angst um die Existenz führte mich an den Rand eines Zusammenbruchs. Neben vielen anderen , meist naturheilkundlichen Medikamenten, halfen mir höchste Dosen an Pantothensäure. So nahm ich zeitweise bis zu 3000mg am Tag davon ein. Heute bin ich der Meinung, daß ich ohne diese hohe Dosierung diese schlimme Zeit nicht überlebt hätte.

Die therapeutischen Ergebnisse und der Stellenwert der Pantothensäure

Heute weiß ich wie wichtig die Pantothensäure gerade im Streßgeschehen ist. Mittlerweile sind es fast 20 Jahre an Erfahrungen, die ich mit dieser wertvollen Substanz sammeln durfte. Rückblickend kann ich jetzt an mir selbst die zahlreichen anderen günstigen Wirkungen der Pantothensäure, die in der Fachliteratur beschrieben sind, mehr oder weniger deutlich einschätzen. Die Wirkungen sind nur selten spektakulär, sondern vielmehr langfristig zu sehen. Ich bin mir sicher, daß sie mir durch die langjährige Einnahme, neben anderen Vitaminen und homöopathischen Mitteln, im rheumatischen Geschehen gute Dienste geleistet hat.
Wahrscheinlich hat mich dies alles vor weiteren gesundheitlichen Schäden bewahrt, die sich häufig bei einer langjährigen "Rheuma-Karriere" einstellen.
Etwa 1974 wurde bei einer ärztlichen Untersuchung eine Lebervergrößerung festgestellt. Bei einer Ultraschallunter-

suchung in der Poliklinik München Ende 1993 war die Leber unauffällig. Die Laborwerte von Leber und Niere waren nicht pathologisch verändert. Nach 40 Jahren chronischer Polyarthritis ist das erstaunlich, da die entzündlichen Vorgänge an diesen Organen fast immer krankhafte Spuren hinterlassen.

Die sonst bei dieser Krankheit vorhandene Morgensteifigkeit ist seit Jahren verschwunden. Diese unangenehme Morgensteifigkeit bedeutet, wie der Name schon sagt, daß man morgens steif aufwacht und sich kaum rühren kann. Man muß sich erst einmal einlaufen - sozusagen einbewegen - und das kann bis zum Mittag dauern. Kein Gesunder kann sich das vorstellen, er hüpft eben einfach aus dem Bett!

Ich habe heute

- keine Gelenkschmerzen, außer bei einseitiger Belastung
- keine Morgensteifigkeit
- keine Schwellungen oder Ergüsse an den Gelenken
- ich nehme keine Anti-Rheumatika, auch keine
- Basistherapeutika, wie allgemein üblich.

Dennoch weisen gewisse Laborwerte noch auf entzündliche Anzeichen hin, die für eine chronische Polyarthritis typisch sind. Leider sind die arthrotischen Veränderungen an den Gelenken und die Bewegungseinschränkungen übrig geblieben.

Neben der Pantothensäure benötigte ich in den letzten 20 Jahren auch die Vitamine B_1, B_{12}, C und E in größeren Mengen, daneben auch die Mineralien Magnesium, Calcium und das Spurenelement Zink. Abwechselnd traten noch die verschiedensten phytotherapeutischen und homöopathischen Medikamente hinzu. Seit etwa 2 Jahren ist die Akupunktur, mit der ich mich früher schon beschäftigte, zu einem weiteren Pfeiler in meiner Therapie geworden. Alles läßt sich wunderbar kombinieren.

Meine Ernährung besteht schon seit langem aus der heute endlich auch von der modernen Rheumatologie entdeckten Kost. Das bedeutet höchstens ein- bis zweimal wöchentlich

Fleisch, einmal Fisch, viel Gemüse und täglich frischen Salat und Obst der Jahreszeit. Die Rohkostmengen waren allerdings anfangs nicht sehr hoch, weil sich Gekochtes für mich als verträglicher herausstellte.

Es soll nun aber deutlich davor gewarnt werden, Vitamine und Mineralien sich einfach unkontrolliert "einzuverleiben"! So einfach ist das nicht! Jede Situation erfordert eigene Dosierungen, jeder Mensch reagiert anders und zu jedem Zeitpunkt steht eine andere Stoffwechselsituation im Vordergrund. Dies muß erst erkannt werden. Am Anfang steht immer die genaue Diagnose!

Diese natürlichen Substanzen sind im eigentlichen Sinne zwar keine Medikamente, sie können aber als Heilmittel angesehen werden. Obgleich diese Substanzen an sich unschädlich sind, können sie mitunter "Schaden" anrichten, weil sie, wenn sie zum falschen Zeitpunkt und in falscher Menge eingenommen werden, gewünschte Regulationen im Organismus stören. In der Ganzheitsmedizin denkt man an die Regulationsfähigkeit des Organismus und möchte diese wieder herstellen. Dazu bedarf es, wenn die Krankheit weitgehend "besiegt" ist, nur noch geringer Anstöße, anders ausgedrückt: kleine Reize regen an, starke hemmen. Der Ganzheitsmediziner möchte im Laufe der "Gesundwerdung" den Körper so stärken, daß er wieder eigenständig all seine Aufgaben erfüllen kann. Kurz: daß er wieder auf eigenen Beinen steht.
Ich selbst hatte das große Glück, in den letzten Jahren immer einen befreundeten Arzt oder Kollegen um Rat fragen zu können. Durch den Besuch vieler Therapieseminare lernte ich zahlreiche Ärzte und Heilpraktiker kennen. Diese konnte ich um Rat fragen und um therapeutische Hilfe bitten. Trotzdem war es nicht immer einfach, da ich sehr empfindlich bin und sensibel reagiere, waren manche gutgemeinten Therapien zu stark und warfen mich mehr als einmal um ein gutes Stück zurück. Doch dieses Lehrgeld möchte ich heute nicht missen, denn man lernt daraus und

besonders lernt man, solches zu vermeiden. So war mein Weg ein langer und beschwerlicher, doch er brachte mir viele Erkenntisse und machte mich um viele Erfahrungen reicher.

Kapitel 2

Steckbrief der Pantothensäure

Die Pantothensäure ist ein Vitamin. Sie zählt zur Gruppe der B-Vitamine, ist jedoch von all diesen eines der unbekannteren Vitamine.

Die Pantothensäure ist, wenn man sich näher mit ihr beschäftigt merkt man das, eine äußerst vielseitige und daher faszinierende Substanz. Die Pantothensäure führt heute weitgehend einen "Schlummer im Verborgenen", obgleich sie wahre gesundheitliche Schätze in sich birgt. Diese Zeilen sollen einen kleinen Beitrag dazu leisten, daß sich dies ändert.

Der Vitaminbegriff

Die Definition für Vitamine lautet:
"Vitamine sind Stoffe, die lebensnotwendig sind und nicht eigenständig von der menschlichen Zelle synthetisiert werden können."[3]
Vitamine sind wahrlich "kleine Wunder der Natur", denn "diese mikroskopisch winzigen Moleküle setzen nämlich im Stoffwechsel der Pflanzen, Tiere und Menschen alle lebendigen Prozesse erst in Gang"[4]. Vitamine sind, abgesehen von einer Ausnahme (Vitamin D), körperfremde Stoffe (im Gegensatz zu den körpereigenen Wirkstoffen, Hormonen und Enzymen). Sie nehmen an der Energiegewinnung nicht teil, sondern besitzen eine Art katalytische Funktion[5].

---

[3] Linnemann, Markus/Kühl, Michael, Biochemie für Mediziner, 4. Auflage, Vieweg u. Sohn, Braunschweig/Wiesbaden 1994.
[4] Oberbeil, Klaus, Fit durch Vitamine, 7. Auflage, Südwest, München 1994.
[5] Pschyrembel, Willibald, Klinisches Wörterbuch, 252. Auflage, Walter de Gruyter, Berlin 1976

Die Vitamine wirken im Organismus wie Katalysatoren, weil die meisten Vitamine in Coenzyme oder deren Vorstufen eingebaut werden. Enzyme, dieses Wort kommt aus dem Griechischen und heißt Sauerteig, nannte man früher auch Fermente. Enzyme sind Biokatalysatoren, die eine chemische Reaktion in Gang bringen, beschleunigen oder auch hemmen, dabei aber selbst nicht verbraucht werden. Genauer und exakt: "Ein Katalysator ist ein Stoff, dessen Anwesenheit die Geschwindigkeit einer chemischen Reaktion erhöht. Obwohl Katalysatoren während der eigentlichen Reaktion durchaus chemisch verändert werden, gehen sie letztlich wieder unverändert aus der chemischen Reaktion hervor, d.h. sie werden nicht verbraucht"[6].

Vitamine sind keine körpereigenen Substanzen wie die Hormone und Enzyme, sind aber beteiligt an deren Aufbau, denn viele Coenzyme werden in der Zelle aus Vitaminen aufgebaut.[7]

Der Begriff "Vit-Amine" wurde 1911 von Casimir Funk geprägt. "Vita" heißt "Leben", die Endung "Amine" bezeichnet stickstoffhaltige Verbindungen. Dies trifft auf die meisten Vitamine nicht zu, der Name Vitamine wurde jedoch trotzdem beibehalten.

Zu den Vitaminen werden nur Substanzen gerechnet, die in einer Größenordnung von Milligramm (mg) oder Mikrogramm (μg oder mcg) benötigt werden.

$1g = 1000 \text{ mg}$

$1 \text{ mg} = 1000 \text{ μg}$

Da definitionsgemäß nur die Substanzen zu den Vitaminen gerechnet werden, die im Blut und Gewebe in bestimmten geringen Mengen vorkommen, werden manche Substanzen, die diese "Mengenklausel" nicht erfüllen, weil sie in

---

[6] Linnemann, Markus/Kühl, Michael, Biochemie für Mediziner, 4. Auflage, Vieweg u. Sohn, Braunschweig/Wiesbaden 1994.
[7] Ebda.

höherer Konzentration vorliegen, wie Cholin und Inositol, nicht zu den Vitaminen gerechnet. Eigentlich müßten auch Cholin und Inositol entsprechend ihrer Funktion zu den Vitaminen gezählt werden, doch da sie im Organismus in höheren Konzentrationen, beispielsweise im Grammbereich (bei Cholin etwa 3-4g) vorkommen, gelten sie nicht als Vitamin. Daraus erklärt sich, daß diese Substanzen mal bei den Vitaminen zu finden sind, ein andermal nicht.

Der Organismus hält die Konzentration der Vitamine in den Geweben und im Blut weitgehend konstant. "Sie haben eine große Konstitutionsspezifität, d.h. geringe Eingriffe in ihren chemischen Aufbau verhindern den Wirkungsmechanismus. Verbindungen mit chemisch ähnlicher Struktur können zwar den Platz des Vitamins im Enzym, aber nicht seine Funktion übernehmen. Derartige Verbindungen nennt man Antivitamine[8].
Es gibt auch natürliche Antivitamine, wie beispielsweise das Avidin beim Biotin. Es findet sich im rohen Eiklar. Auch für das Vitamin B_1 existieren Antivitamine in manchen Gemüsearten (Rote Beete, Süßkartoffel). Ein Vitaminmangel ist eine Hypovitaminose. Ein deutlicher Mangel oder das Fehlen eines Vitamins ist eine Avitaminose. Im Gegensatz dazu ist ein Zuviel an Vitaminen eine Hypervitaminose.

Die Vitamine werden eingeteilt in die fettlöslichen und in die wasserlöslichen Vitamine.

Fettlösliche Vitamine:
Vitamin A = Retinol
Vitamin D = Calcipherol
Vitamin E = Tocopherol
Vitamin K = Phyllochinon

---

[8] Pschyrembel, Willibald, Klinisches Wörterbuch, 252. Auflage, Walter de Gruyter, Berlin 1976

Die fettlöslichen Vitamine müssen an Fette gebunden sein und können nur so im Organismus transportiert werden. Aus dem Provitamin A, dem Carotin kann der Körper das Vitamin A selbst synthetisieren. Zu dem Provitamin A gehört das Beta-Carotin. Das Vitamin D ist ein körpereigener Stoff. Der Organismus kann es in der Haut durch Sonnenlicht und über die Niere weiter vollständig aufbauen. Dagegen ist es umstritten, ob der Körper das Vitamin K selbst über die Darmflora synthetisieren kann.

Da die Vitamine A und D in der Leber gespeichert werden können, kann es bei ihnen zu Hypervitaminosen kommen. Überdosierungen führen hier dann zu toxischen Wirkungen und sind schädlich, beim Vitamin A allerdings weitgehend rückbildungsfähig.

Wasserlösliche Vitamine
Vitamin B_1 = Thiamin, Aneurin
Vitamin B_2 = Riboflavin
Vitamin B_6 = Pyridoxin
Vitamin B_{12} = Cyanocobalamin, Hydroxycobalamin
Vitamin B_3 = Niacin, Nicotinsäureamid, Nicotinamid
Biotin = Vitamin H
Folsäure
Pantothensäure = Vitamin B_5
Rutin = Vitamin P
Vitamin C = Ascorbinsäure

Die wasserlöslichen Vitamine können bis auf das Vitamin B_{12} im Organismus nicht gespeichert werden und hieraus kann der Bedarf für einige Jahre (bis zu 3 Jahre) gedeckt werden. Das Niacin kann "in begrenztem Umfang vom Menschen aus der Aminosäure Tryptophan in Leber und Erythozyten erzeugt werden."[9] Alle anderen müssen täglich aufgenommen werden und werden auch wieder ausge-

---

[9] Linnemann, Markus/Kühl, Michael, Biochemie für Mediziner, 4. Auflage, S. 129, Vieweg u. Sohn, Braunschweig/Wiesbaden 1994

schieden. Nur noch das Vitamin B_1 kann bis zu 14 Tagen im Organismus bevorratet werden.

Die Radikalfänger

Die Vitamine A, C, E und das beta (ß)-Carotin als Provitamin A gelten als "Anti-Oxidantien". Sie können in dieser Eigenschaft die "freien Radikale" abfangen.

Freie Radikale sind sehr reaktionsfreudige Moleküle, die Zellen schädigen. Sie befinden sich beispielsweise im Zigarettenrauch, in den Auspuffgasen, entstehen auch im Organismus bei Entzündungsprozessen und können diese am Laufen halten. Auch der freie Sauerstoff wirkt als freies Radikal und kann Fettsäuren ungünstig verändern, entsprechend dem Ranzigwerden der Fette und damit die fetthaltigen Membranen unserer Zellen schädigen und zerstören. Außerdem fördern die freien Radikale den Alterungsprozeß, begünstigen Arteriosklerose und Zellveränderungen. Die antioxidativen Substanzen fangen die freien Radikale ab und können die schädlichen Reaktionen beenden. Man nennt dies auch "scavangern"(englisch: aufräumen, abfangen).

Die Entdeckung der Pantothensäure

Auf der Suche nach der Pantothensäure stößt man auf die unterschiedlichsten Namen. Kaum ein anderes Vitamin verfügt über eine solche Namensvielfalt. Die Bezeichnungen für die Pantothensäure wechselten im Laufe der Jahre. Häufig trägt auch ein Teil ihrer Wirkung zur Namensgebung bei.

Der Name Pantothensäure leitet sich ab von dem griechischen Wort "pantos" und das bedeutet soviel wie "überallher". Damit soll ausgedrückt werden, daß die Pantothensäure überall vorkommt, was insofern auch zutreffend ist, weil sie in fast allen Lebensmitteln enthalten ist. Aus diesem Grund geht man auch davon aus, daß es zu keinem Mangel an diesem Vitamin in der Bevölkerung kommen

kann. Dies wird hier allerdings nicht unwidersprochen übernommen, denn durch "moderne" und/oder einseitige Ernährung kann es heute durchaus zu einer zu geringen täglichen Aufnahme an Pantothensäure kommen.

Im Jahre 1901 wurde eine Substanz entdeckt, welche zum
Wachstum und zur Entwicklung von Hefe unbedingt nötig
ist. Man gab ihr den Namen "Bios". Im Bios sind Vitamin B_2-
Substanzen enthalten. Aus dieser Substanz kristallisierten
sich mit der Zeit die verschiedenen B-Vitamine heraus:

Meso-Inositol/Inosit
Aneurin
Niacin
Biotin
Pantothensäure, der man die Bezeichnung "Bios II a"
gab.

"Im 20. Jahrhundert haben die beiden amerikanischen
Chemiker Robert R. Williams und Roger J. Williams einen
wesentlichen Beitrag zur Erweiterung unseres Wissens
über die B - Vitamine geleistet" [10]. Roger J. Williams hatte
schon Anteil an der Entdeckung der Folsäure und des
Aneurins. Der Professor der Chemie entdeckte 1933 ein
weiteres B-Vitamin und nannte es Pantothensäure. Die
Pantothensäure wurde dann schließlich 1940 von amerikanischen, deutschen und schweizer Forschern erstmals
synthetisiert.

In der Literatur finden sich seither die unterschiedlichsten
Bezeichnungen für die Pantothensäure, die sich aus den
damals herausgefundenen Eigenschaften ergaben. Als
Beispiele seien genannt:
Filtratfaktor
Hühnerpellagraschutzstoff

---

[10] Pauling, Linus: Das Vitaminprogramm, Goldmann, München
1992.

Antigrey-hair-factor
Küken-Antidermatitis-Faktor
Wachstumsfaktor (für manche Mikroorganismen: "Lactobacillus bulgaricus factor")

Schon vor vielen Jahren machte Werner Kollath Fütterungsversuche, "wobei zu einer Grundkost mit den klassischen Vitaminen auch Gemische des B-Komplexes gegeben wurden, in dem jedesmal ein B-Vitamin fehlte. Es ergab sich, daß ohne Pantothensäure kein Wachstum eintrat und daß bei Abwesenheit der Pantothensäure die anderen Teile des B-Komplexes eine verschieden starke Förderung der Gewichtszunahme herbeiführten. Daraufhin darf man die Pantothensäure als *wachstumsbedingend* bezeichnen, die anderen als *wachstumsfördernd*"[11].

Die Wirkung als "Anti-Graue-Haare-Faktor" hat sich für den Menschen nicht bestätigt, kann jedoch an Tieren beobachtet werden, so beispielsweise an Ratten .Das Ergrauen des menschlichen Kopfhaares ist nicht auf die Unterversorgung mit Pantothensäure zurückzuführen; ihm liegen andere Ursachen zugrunde.
Über die Einordnung der Pantothensäure in die Numerierung der B-Vitamine finden sich unterschiedliche Angaben. Ältere Literatur führt die Pantothensäure unter der Bezeichnung B_3. In der neueren wird sie unter Vitamin B_5 geführt. Allerdings hat sich diese Bezeichnung noch nicht allgemein durchgesetzt, international ist lediglich der Name Pantothensäure gültig und gebräuchlich.

Die Pantothensäure und ihre Bezeichnungen

In den meisten gängigen auf dem Markt befindlichen Mono-Präparaten mit hochdosierter Pantothensäure in Tablet-

---

[11] Kollath, Werner, Getreide und Mensch, 1. Auflage, Schwabe & Co., 1964

tenform findet sich der Wirkstoff "Dexpanthenol". Der Wirkstoff Dexpanthenol wird chemisch bezeichnet als Pantothenylalkohol. Das Dexpanthenol hat im Organismus die gleiche Wirkung wie die Pantothensäure, wird sogar besser resorbiert und geht im Organismus in die Pantothensäure über.

Auf den niedrig dosierten Kombinationspräparaten finden sich die unterschiedlichsten Namen für die Pantothensäure. Alle meinen das gleiche. Um sich durch die kompliziert klingenden Namen hindurchzufinden, seien sie aufgeführt:[12]

Dexpanthenol

D-Panthenol

Pantothenylalkohol

Panthenol

DL-Panthenol

DL-Pantothenylalkohol

Calciumpantothenat

Calcium-DL-Pantothenat

Natrium-Pantothenat

Vorkommen in der Natur und Verluste

Die Pantothensäure ist sehr weit verbreitet in der Natur. Kleine Mengen kommen in jeder lebenden Zelle vor. Hohe Mengen finden sich in tierischen Geweben. Mittlere Konzentrationen bis niedrige Mengen befinden sich in fast allen Gemüsearten.

---

[12] ZRvA (Zulassungen und Registrierungen von Arzneimitteln nach dem AMG 1976), Monographien, Hrsg. Dr. med Martini, PMI-Verlag, Frankfurt/Main, Januar 1994.

Besonders reich an Pantothensäure sind:
Hefe, Leber, Nieren, Eigelb, Hülsenfrüchte, Sojabohnen, Weizenkeime, Gelee Royale, Erdnüsse, Pilze wie Champignons und Steinpilze, getrocknete Datteln und Feigen.

Mittlere bis niedrige Mengen finden sich in:
Reis und Körnerfrüchten, Sonnenblumenkernen, Forelle, Heringe und Makrele, Lachs, Muskelfleisch, Wildbret, Herz, Hirn, Geflügel, Camembert, Roquefort, Limburger und Milch

Besonders reich an Pantothensäure sind folgende Pflanzen und zwar in abnehmender Konzentration:
Blumenkohl und Broccoli enthalten mit am meisten, auch Spargel, Zuckererbsen, Kohl, Mais, Zuckermais.

Relativ wenig ist enthalten in:
Kartoffeln, Tomaten, Karotten und in den meisten heimischen Obstsorten, wie auch in Orange und Grapefruit.

Um die Relationen zu verdeutlichen:

100g Kalbsleber enthält	7,9mg
100g Bäckerhefe	5,3mg
100g Champignon	2,1mg
100g Blumenkohl	1,1 mg
100g Apfel	0,1mg

Bei allen diesen Angaben sind jeweils 100g eßbarer Anteil berücksichtigt, noch nicht jedoch die Verluste, die bei der Zubereitung entstehen.

Der tägliche Bedarf des Menschen an Pantothensäure:
Der tägliche Bedarf an Pantothensäure wird in der Literatur meist mit 4 -10mg angegeben. Die Schwankungsbreite der offiziellen Empfehlungen liegt zwischen 3 und 14mg Pantothensäure. Noch 1975 wurde von der Deutschen Gesellschaft für Ernährung (DGE) 8mg empfohlen, die letzten Empfehlungen lauten auf 6mg, die täglich an Pantothen-

säure nötig seien. Es heißt in der Literatur, daß ein isolierter Pantothensäuremangel nicht bekannt ist. Es mag sein, daß er nicht bekannt ist, doch soll in den weiteren Kapiteln gerade diese Aussage in Frage gestellt werden. So muß bei Analyse der Ernährungsgewohnheiten auch bezweifelt werden, ob üblicherweise diese tägliche Zufuhrmenge von 6mg an Pantothensäure wirklich erreicht wird. Nach Oberbeil gilt dies sicherlich für manche Bevölkerungskreise nicht. Man denke nur an einseitige Ernährungsweise, Konservenkost, Fast Food, Weißmehlprodukte und viel Süßigkeiten oder an alte Menschen, die infolge Appetitlosigkeit oder wegen eines schlechten Gebisses kaum etwas essen. So schreibt Oberbeil über die Versorgungslage mit diesem Vitamin: "Es findet sich auch überall, nur nicht in der Mahlzeit, die der durchschnittliche Deutsche täglich auf dem Teller hat. Trotzdem hält sich in Kreisen von Stoffwechselexperten hartnäckig die antiquierte Meinung, Pantothensäure sei kein Mangelproblem und es komme bei uns schon jeder zu diesem Nährstoff"[13]. Dies deckt sich mit Dietl/Ohlenschläger: "die durchschnittliche Zufuhr mit der Nahrung beträgt 2 - 9mg/Tag, wobei zahlreiche Personen unter 4mg/Tag aufnehmen"[14].

Verluste an Pantothensäure:
Bei der Diskussion um eine ausreichende Versorgung der Bevölkerung an Pantothensäure muß unbedingt berücksichtigt werden, daß ein beträchtlicher Teil der Pantothensäure durch die verschiedenen Zubereitungsarten verloren geht: also durch Kochen und Braten, durch verschiedene Zugaben zur Mahlzeit oder durch andere Substanzen. Diese Verluste ergeben sich aus den Eigenschaften und der Empfindlichkeit dieses Vitamins.

---

[13] Oberbeil, Klaus, Fit durch Vitamine, 7. Auflage, S. 45, Südwest, München 1994.
[14] Dietl, Hans/Ohlenschläger, Gerhard, Handbuch der orthomolekularen Medizin, Haug, Heidelberg 1994.

Die Pantothensäure ist
- wasserlöslich
- sauerstoffbeständig, aber
- hitzelabil

Deshalb sollte das Vitamin, als Präparat eingesetzt, nicht über 25°C gelagert werden. Der Gehalt an Pantothensäure in den Lebensmitteln nimmt beim Erhitzen stark ab, also beim Kochen, Braten oder Backen, wie es für viele Lebensmittel üblich ist.

Die Verluste bei den unterschiedlichen Zubereitungsverfahren sehen wie folgt aus[15]:

Fleisch verliert etwa 20%, wenn es hohen Temperaturen ausgesetzt ist, wie z.B. beim Braten und Kochen. Beim Gefrieren bis minus 18°C ist der Verlust an Pantothensäure mit 22% ebenso hoch.

Gemüse verliert je nach Zubereitungsart zwischen 29 und 85% an Pantothensäure.

Ungünstig, weil zerstörend, wirken sich auf die Pantothensäure Säuren und Laugen, (alkalische bzw. basische Substanzen) aus. Davon sind alle Gerichte betroffen, die mit Essig angemacht werden und essigscharfe Gewürze enthalten. Ganz besonders ungünstig ist es, wenn die Speisen lange Zeit in Essig aufbewahrt werden. "Auch stark alkalische Lebensmittel (Alkalien, Laugen sind das Gegenteil von Säuren) schaden dem Vitamin, wie z.B. Natron (Backsoda)".[16]

---

[15] Elmadfa, I./Fritzsche, D./Cremer,H.-D., Die große GU Vitamin- und Mineralstofftabelle, Gräfe und Unzer, München 1994
[16] Oberbeil, Klaus: Fit durch Vitamine, 7. Auflage, S. 50, Südwest, München 1994

Als "Feinde wirken sich neben Hitze und großer Kälte in bezug auf die Pantothensäure auch folgende Stoffe aus"[17]:
Konservierungsmittel
Koffein
schwefelhaltige Medikamente,
Schlafmittel
Östrogene
Alkohol

Aufnahme und Ausscheidung
Die Pantothensäure gelangt über die Dünndarmschleimhaut in den Organismus und von dort in alle Zellen, die mit ihr das für den Organismus so wichtige Coenzym A aufbauen. Im "menschlichen Organismus wird Pantothensäure offensichtlich nicht metabolisiert: Aufnahme des Vitamins und Elimination halten sich in etwa die Waage (via Harn werden ca. 70%, über die Faeces ungefähr 30% der aufgenommenen Pantothensäuremengen unverändert wieder ausgeschieden"[18]) Bei verschieden hohen PantothensäureZufuhrmengen zeigt sich in Untersuchungen über die Harnausscheidung eine unterschiedliche Ausscheidung je nach der Höhe der aufgenommenen Menge. Bei sehr geringer Aufnahme an Pantothensäure (2,8mg) übersteigt die Ausscheidung die aufgenommene Menge, bei einer hohen Aufnahme, beispielsweise von 12,8mg an Pantothensäure ist die ausgeschiedene Menge geringer als die aufgenommene Dosis.

Es finden sich Hinweise in der Literatur, sie sind allerdings nicht allzu zahlreich, daß die Pantothensäure, die hier noch die alte Bezeichnung B_3 hat, auch von den Darmbakterien erzeugt wird: "Indessen wird auch Vitamin B_3 von der Pflanzenwelt und den Darmbakterien dermaßen reichlich zur

---

[17] Mindell, Earl, Die Vitaminbibel, 6. Auflage, S. 55, Heyne, München 1991.
[18] Höhne, Eberhard, Vitamine, Otto Hoffmann, München 1985.

Verfügung gestellt, daß echte B_3-Avitaminosen unbekannt sind"[19]. Auch bei Linus Pauling finden sich nur die üblichen Zufuhrmengen für die Pantothensäure, obgleich er ja dafür bekannt ist, für hohe vorbeugende Vitamindosen zu plädieren.

In der gesamten Literatur, sei es die medizinische Standardliteratur oder die Literatur für Nicht-Mediziner, heißt es, daß dieses Vitamin völlig untoxisch ist. Es sind hier keinerlei Hypervitaminosen bekannt, wie sie bei den fettlöslichen Vitaminen vorkommen können, da diese speicherbar sind. "Von den wasserlöslichen Vitaminen des Vitamin-B-Komplexes (Vitamin B_1, B_2, B_3 und B_6), die aufgrund ihrer ähnlichen Wirkung als Co-Fermente in eine Gruppe zusammengefaßt werden, sind keine Hypervitaminosen bekannt.. Sie können im Organismus weder gespeichert noch angereichert werden. Überdosen werden durch die Nieren sofort ausgeschieden"[20]. So führen auch "Dosen von mehr als 10g/Tag höchstens zu leichten Darmstörungen".
Der Sicherheitsfaktor bei der Pantothensäure beträgt 1667 und ist damit einer der höchsten aller Vitamine. Bei einer empfohlenen Aufnahme von 6mg sind somit 10.000mg mit Sicherheit unschädlich. Dieser Sicherheitsfaktor ist neben dem von Biotin der höchste aller aufgelisteten Vitamine. Alle anderen wasserlöslichen Vitamine liegen weit unter diesen Werten. Die Sicherheitszuschläge der anderen B-Vitamine liegen in Bereichen zwischen 382 für Riboflavin und 39 bis 78 für Niacin (modifiziert nach Bässler[21]).

---

[19] Kuemmerle, Helmut P u. Goossens, Nico: Klinik und Therapie der Nebenwirkungen, 3. Auflage, Thieme, Stuttgart 1984
[20] Kuemmerle, Helmut P u. Goossens, Nico: Klinik und Therapie der Nebenwirkungen, 3. Auflage, Thieme, Stuttgart 1984
[21] Bässler, K.H.: Vitamine, 3. Auflage, Steinkopf Verlag, Darmstadt 1989.

Die Bedeutung der Pantothensäure im Stoffwechsel

In der Zelle wird die Pantothensäure in das Coenzym A eingebaut. Viele Coenzyme werden in unserem Organismus in der Zelle aus Vitaminen aufgebaut. Erst durch diese Kombination werden die enzymatischen Reaktionen im Stoffwechsel möglich. Das Coenzym A (CoA) reagiert mit Essigsäure und bringt sie in die aktivierte Form, in die aktivierte Essigsäure. Ein anderer Ausdruck hierfür ist "Acetyl-CoA", die chemische Fachsprache.

Das Coenzym A hat nun gerade über diese Reaktionen eine zentrale Funktion in unserem Stoffwechsel. Über das Acetyl-CoA laufen viele Syntheseleistungen und andere wesentliche wichtige Funktionen im Stoffwechsel ab. Aus diesen wichtigen Funktionen ergibt sich die Schlüsselstellung der Pantothensäure für unseren Stoffwechsel. Ausführlicher wird dies im Kapitel 4 erläutert.

Die Pantothensäure, als Bestandteil des Coenzym A hat über die aktivierte Essigsäure, also das Acetyl-CoA eine äußerst bedeutsame Rolle im Stoffwechsel.

- Sie mündet in den Citronensäurezyklus und die Atmungskette und liefert uns damit Energie
- Sie ist nötig zur Biosynthese der Steroidhormone in der Nebennierenrinde
- Sie ist beteiligt an der Cholesterinsynthese und hat günstige Wirkungen auf das gute Cholesterin, das HDL-Cholesterin
- Ist wesentlich für die Entgiftungsfunktion der Leber
- Baut über das Cholin das Acetylcholin für das Nervensystem auf
- Ist beteiligt am Aufbau von Bindegewebe und Knorpel
- Wirkt mit im Zuckerstoffwechsel
- Sie ist nötig für den Aufbau und die normale Funktion von Haut und Schleimhaut
- Hat eine wichtige Rolle bei den Regenerationsprozessen, wie Wundheilung und Epithelisierung (Hautbildung)
- Wirkt mit in der Abwehr durch Antikörperbildung.

Therapeutische Anwendungsmöglichkeiten der Pantothensäure

Die therapeutische Anwendungsbreite für die Pantothensäure ergibt sich einesteils aus ihrer vielfältigen Funktion im Stoffwechsel, andererseits aus experimentellen Anwendungen eines Anti-Vitamins, um damit Mangelsymptome der Pantothensäure zu erzeugen.

Folgende Einsatzgebiete finden sich in medizinischer Standardliteratur, die sich ausführlicher mit der Pantothensäure beschäftigt, immer wieder:

Entzündliche und degenerative Veränderungen der Schleimhäute, wie

- akute und chronische Katarrhe der Nasennebenhöhlen
- der oberen Luftwege wie Pharyngitis und Laryngitis und
- an den Bronchien
- Entzündungsprozesse und Funktionsstörungen des Epithels der Hohlorgane wie
  - Magenschleimhautentzündung
  - Motilitätsstörungen des Darmes (Bewegungsstörungen)

Degeneration der Leberzellen

- mit Fettinfiltration, Fettleber
- Hepatopathien

Unterstützung der Entgiftung bei Medikamenten

Herabsetzung der Resistenz

- Infektanfälligkeit
- Antikörpermangel oder Reduzierung der Gamma-Globuline

Neurologische Beschwerden wie

- Parästhesien (Sensibilitätsstörungen) an Händen und Füßen

- Burning – feet - Syndrom: schmerzhafte Empfindungsstörungen der Füße, Brennen der Füße. Dies findet sich

vor allem in Gegenden mit Mangelernährung (Südost-
asien, 2. Weltkrieg)

Seltener wird der prophylaktische und therapeutische Ein-
satz der Pantothensäure auf folgenden Gebieten genannt:
- Störungen des Wachstums und der Knorpelbildung
- Rheumatische Erkrankungen
- Arthritis
- Muskelschwäche

Als Mangelerscheinungen werden auch genannt:
- Appetitlosigkeit, Inappetenz, Gewichtsabnahme
- Obstipation (Verstopfung)
- Ermüdbarkeit, Erschöpfung

Bei experimentell erzeugtem Pantothensäuremangel mittels
eines Anti-Vitamins traten die folgenden Symptome auf:
- Erbrechen
- Depressionen
- Müdigkeit
- Schlaflosigkeit
- Kopfschmerzen
- an neurologischen Störungen fanden sich:
  - brennende Hautsensationen
  - neuromotorische Störungen wie
  - Parästhesien der Extremitäten
- Krämpfe und Reflexstörungen

Weitere Symptome bezogen sich auf:
- Schädigungen der Haut und
- schlechte Wundheilung
Alle Mangelsymptome verschwanden nach der Gabe von
hohen Pantothensäuredosen wieder völlig[22].

---

[22] Bayer, Wolfgang/Schmidt, Karlheinz: Vitamine in Prävention
und Therapie, Hippokrates, Stuttgart 1991.

Pantothensäuremangel scheint sich auch auf die geistigen Fähigkeiten auszuwirken. Eher vereinzelt sind die folgenden Symptome zu finden:

* Gedächtnisschwäche
* Lernschwäche
* Konzentrationsstörungen
* Zerstreutheit, Zweifel
* Störungen des Sensoriums (Bewußtsein)
* Verlust des Erinnerungsvermögens.

Gerade auf diesem Gebiet muß man berücksichtigen, daß neben einem Pantothensäuremangel oft auch ein Mangel an den anderen B-Vitaminen besteht, was sich besonders auswirkt, weil diese alle im Stoffwechsel ineinandergreifen. Aus eigenen Erfahrungen kann allerdings hinzugefügt werden, daß oft eine alleinige wesentliche Erhöhung der Pantothensäure-Zufuhr schon deutlich positive Auswirkungen zeigt.

Die therapeutischen Dosen für Pantothensäurepräparate liegen nach Literaturangaben bei 40-200mg täglich[23], vereinzelt wird auch eine Dosis bis 1.000mg genannt[24].

Es werden sogar therapeutische Dosen bis zu 5g pro Tag angegeben, "beispielsweise bei Verbrennungen (Sonnenbrand), Darmatonie, Analfissuren, Brustrhagaden ..."[25]

Auf den Beipackzetteln der beiden als Lutschtabletten vertriebenen Monopräparate (100mg Dexpanthenol) findet sich heute der Hinweis, daß nicht mehr als 500mg täglich, dies sind 5 Tabletten, in mehreren Einzeldosen eingenommen werden sollten. Als Kontraindikationen finden sich: nicht anzuwenden bei Blutern (Hämophilie), mechanischer Ileus

---

[23] Overzier, Claus: Systematik der Inneren Medizin, 7. Auflage, Thieme, Stuttgart 1983

[24] Schettler, Gotthard: Innere Medizin, 4. Auflage, Thieme, Stuttgart 1976

[25] Biesalski, H.K./Schrezenmeir, J./Weber, P,/Weiß, H.: Vitamine, Thieme, Stuttgart 1997.

(Darmverschluß). Bei Injektionen kann es in seltenen Fällen zu Überempfindlichkeitsreaktionen kommen, bedingt auch durch Zusatzstoffe. Beschrieben wird eine curareähnliche Wirkung.

In den "Bitteren Pillen" heißt es für den Wirkstoff Dexpanthenol in Tablettenform "therapeutisch unzweckmäßig". Dem kann nur insofern zugestimmt werden, als für sichtbare therapeutische Effekte bei ernsteren Erkrankungen weit höhere Dosierungen nötig sind. Bei zu niedriger Dosis stimmt dann dieses vernichtende Urteil, aber nicht, weil die Substanz nichts bringt, sondern weil die "Dosis unzweckmäßig ist"!

Therapeutisch wird die Pantothensäure heute hauptsächlich in Salbenform in der Dermatologie erfolgreich äußerlich eingesetzt und ist hier auch allgemein bekannt. Auch in vielen Vitaminpräparaten ist die Pantothensäure enthalten, hier jedoch nur in Höhe der üblichen Tagesdosis. Sie dient hier nur der Substitution.

Zu guter Letzt finden sich in "Burgerstein", der sich auf die Untersuchungen von Williams bezieht, folgende Symptome[26]:

- Keratitis (Hornhautentzündung)
- Geschwürbildung im gesamten Magen-Darm-Trakt
- Invagination (Einstülpung des Darms)
- Nierenschäden
- Herzschäden
- Dehydrierung (Austrocknung)
- Blutungen der Nebennieren
- Erschöpfung
- Allergien
- Blutarmut
- Hypoplasie des Knochenmarks (Unterentwicklung)

---

[26] Burgerstein, Lothar: Heilwirkung von Nährstoffen, 4. Auflage, Haug, Heidelberg 1985

- Thymusrückbildung
- Unfähigkeit zur Erzeugung von Antikörpern
- Mangel an Leukozyten (weiße Blutkörperchen)
- Sterilität (Unfruchtbarkeit)
- congenitale Mißbildungen (angeborene Mißbildungen)
- Rückgratverkrümmung
- Achromotrichose (Pigmentmangel)
- Entfärbung des Zahnschmelzes
- Myelindegeneration (Zerstörung der Nervenumhüllung im Rückenmark)
- Schädigung des Rückenmarks
- unkoordiniertes Gehen
- verkürzte Lebensdauer
- plötzlicher Tod

Aufgrund der umfangreichen Stoffwechselaktivitäten dieses Vitamins dürfte es zu Mangelsymptomen in verschiedenen Organbereichen kommen. Ein Mangel an diesem Vitamin führt zwangsläufig zu gesundheitlichen Störungen, die oft schwer einzuordnen sind, so daß man an diese Ursache kaum denkt. Auf diesem Gebiet sind die Kenntnisse noch sehr gering.
Es ist fraglich, ob die angegebene Tagesdosis mit 6mg des Vitamins heute allgemein mit der Nahrung aufgenommen wird. Andererseits ist auch fraglich, ob die angegebene Tagesdosis wirklich den echten körperlichen Bedarf für den Tag darstellt. Möglich wäre auch die Annahme, daß der Organismus bei zu geringer Zufuhr an Pantothensäure die nicht so lebenswichtigen Stoffwechselleistungen, einfach vernachläßigt. Dies könnte letztlich jedoch ein "Promoter" für manche unserer vielen Zivilisations- und chronischen Krankheiten sein. Außerdem stimmt die Erkenntnis nachdenklich, daß bei einer höheren Einnahme an Pantothensäure die Ausscheidung geringer ist als bei niedrigerer Aufnahme. Was geschieht mit dem Rest? - Ist er für Biosynthesen nötig?

Kapitel 3

Ist es möglich, sich allein mit der täglichen Nahrung ausreichend mit Pantothensäure zu versorgen?

Das folgende Kapitel gibt einen Überblick über die Lebensmittel, die die höchsten Mengen an Pantothensäure enthalten. Die angegebenen Mengen bezeichnen jeweils den eßbaren Anteil.

Wenn nichts anderes vermerkt ist, basieren die in diesem Kapitel enthaltenen Werte der Lebensmittel in den Tabellen auf den Angaben des Buches: Der kleine "Souci-Fachmann-Kraut" – Lebensmittel-Tabelle für die Praxis[27]. Hier finden sich weitgehend alle unverarbeiteten Lebensmittel und deren sämtliche Inhaltsstoffe an Vitaminen, Spurenelementen und Mineralien. In einem anderen Tabellenwerk sind auch weiterverarbeitete Lebensmittel enthalten, nur leider fehlen die Werte für die Pantothensäure.[28].

Wer sich gerne selber ein Bild machen möchte, wie es um die eigene Pantothensäureversorgung bestellt ist, kann die Tabellen als Nachschlagewerk benützen. Alle aufgeführten Nahrungsmittel finden sich auch im Nahrungsmittelverzeichnis.

---

[27] Hrsg. von der Deutschen Forschungsanstalt für Lebensmittelchemie, 2. Auflage, Wiss. Verlags-Ges. mbh, Stuttgart 1991
[28] Heseker, Helmut u. Beate: Die aktuelle Umschau, Nährwert- und Kalorientabelle, 3. Korr. Auflage, Umschau-Braus, Heidelberg 1999.

Analyse der reichsten Pantothensäurequellen tierischer Produkte

Lebensmittel Verzehrbarer Anteil je 100g	Pantothensäure[29] in mg/100g

Kalbfleisch
  Hirn
  Niere
  Leber
  Lunge (150g)
  Kotelett (150g)
	
	2,5
	4,0
	7,9
	1,5
	1,3

Rind
  Hirn
  Niere
  Leber
  Filet (150g)
	
	2,5
	3,9
	7,3
	1,5

Schwein
  Hirn
  Niere
  Leber
	
	2,8
	3,1
	6,8

Geflügel
  Hühnerleber
  Brathuhn (150g)
  Truthahn Jungtier (150g)
  ausgewachsen (150g)
	
	7,2
	1,4
	1,3
	1,7

Die Deutsche Gesellschaft für Ernährung (DGE) nennt jene Lebensmittel reich an Pantothensäure, die mindestens 20%

---

[29] Elmadfa, I./Fritsche, D./Cremer, H.D.: Die große GU Vitamin- und Mineralstoff-Tabelle, 4. Auflage, Gräfe und Unzer, München 1994.

des Tagesbedarfs mit einer Portion decken. Die DGE nennt als Tagesbedarf 6mg.

Sieht man sich diese Lebensmittel etwas näher an, so fällt auf, daß es sich bei den Produkten mit den höchsten Pantothensäuregehalten ausschließlich um Innereien handelt.

Hieraus ergibt sich nun folgende Rangfolge: Kalbsleber mit 7,9mg schießt den Vogel ab, gefolgt von Rindsleber und Hühnerleber, die auch 7mg erreichen; Schweineleber enthält 6,8mg. Wesentlich weniger Pantothensäure ist in den verschiedenen Nierenportionen enthalten: man kann von etwa der Hälfte ausgehen. So finden sich in Kalbsnieren nur noch 4,0mg, in Rinderniere 3,8mg und in der Schweineniere 3,1mg. Nach der Niere folgt das Hirn mit 2,8 und 2,5mg und schließlich die Kalbslunge mit 1,5mg (in 150g), also schon sehr viel weniger Pantothensäure.

Bei den obengenannten Fleischprodukten handelt es sich um Innereien, deshalb seien sie nochmals aufgereiht zur Verdeutlichung:

Leber	7,9 - 6,8 mg
Niere	4,0 - 3,1 mg
Hirn	2,8 - 2,5 mg

Dann folgen die übrigen Fleischteile wie Kotelett, Filet, Brathuhn, also Muskelfleisch mit nur noch 1 bis 2mg Pantothensäure in je 150g Portionen.

Dies zeigt also, daß man wunderbar mit einer einzigen Lebermahlzeit (auf die Zubereitung wird weiter unten ausführlich eingegangen), den Tagesbedarf an diesem Vitamin decken kann. Auch mit einer Portion Niere oder Hirn hat man fast die Hälfte des täglichen Bedarfs gedeckt.

Leider ist es nicht so einfach, denn auf keinen Fall können oder sollen Innereien täglich gegessen werden.

Warum ist häufiger Verzehr von Innereien problematisch?

Nach allgemeiner Ansicht sollten sie nicht häufiger als einmal pro Woche auf dem Speisezettel stehen. Manchen Menschen werden sie sogar völlig verboten. Die Gründe sind folgende:

* Alle Innereien enthalten hohe Mengen an Purin, das im Körper zu Harnsäure abgebaut wird. Purinkörper entstehen beim Abbau von Zellkernen die sich vorwiegend in Fleischprodukten befinden. Weil Gichtkranke bereits zuviel Harnsäure im Blut haben, sollten sie diese nicht durch den Genuß von Innereien weiter erhöhen.

* Hirn enthält in 100g jeweils 2000mg Cholesterin und ist damit für alle, die einen erhöhten Cholesterinspiegel haben verboten, sogar gefährlich. Wegen BSE (Rinderwahnsinn) wird Hirn hierzulande nur noch selten verkauft.

* Innereien enthalten relativ viel Arachidonsäure, die sich bei Rheumakranken ungünstig auf das Entzündungsgeschehen und damit auf die Schmerzen auswirkt.

* Die Leber enthält hohe Mengen an Vitamin A, ein häufiger Verzehr kann zu Überdosierungen führen, da dieses Vitamin gespeichert wird. Schwangere sollen zu Beginn der Schwangerschaft keine Leber essen, da sonst das Ungeborene geschädigt wird.

* Leber und Niere sind reich an Schadstoffen, da sie die Entgiftungsorgane des Körpers sind. Die Niere speichert besonders das Schwermetall Cadmium.

Es erscheint mir heute ganz und gar nicht mehr zeitgemäß, diese Lebensmittel als ernährungsphysiologisch günstige Vitaminquellen zu empfehlen. Nirgends in der Literatur findet sich ein kritischer Hinweis, welche negativen Folgen der häufige Verzehr dieser Lebensmittel haben kann. Es ist erforderlich, daß ernährungsphysiologisch die Lebensmittel als Ganzes und nicht nur jeweils eine Substanz betrachtet wird, und daß auch endlich die Umweltvergiftung ins Kalkül gezogen wird! Alles was unsere Leber und Niere leisten muß, gilt auch für die Entgiftungsorgane der Tiere.

Deshalb sollen im folgenden diese Punkte näher erklärt werden:

Innereien und Gicht

Zu den Innereien zählen:
Leber, Niere, Hirn, Lunge, Herz, Milz, Bries und Darm-Gekröse.
Diese Organe sind reich an Purinkörpern. Es sind dies die Nucleinsäuren der Zellkerne, die im Stoffwechsel im wesentlichen zu Harnsäure abgebaut werden.

Puringehalt, Innereien

Je 100g	Puringehalt in mg
Leber	
Kalb	250 - 460
Rind	250 - 555
Schwein	250 - 515
Niere	
Kalb	240
Rind	270
Schwein	335
Fleisch (Muskel)	
Kalb, Kotelett	150
Rind	120
Schwein	150 - 160

Bei allen Menschen die an Gicht leiden kann eine Mahlzeit mit hohen Purinwerten einen Gichtanfall auslösen. Diese Menschen sollen deshalb vor allem Innereien meiden. Auch häufige Fleischmahlzeiten sollten Personen mit Gicht (Hyperurikämie) meiden. Ein Harnsäurespiegel über 7mg im Blut gilt hier als Indiz.

Im Vergleich hierzu einige pflanzliche Lebensmittel und deren Puringehalt je 100g.

Puringehalt, pflanzlich

Je 100g	Puringehalt in mg
Kartoffeln	5
Kohlrabi	16
Meerrettich	-
Gelbe Rüben/Karotten	25

Aus diesen Relationen ist unschwer zu erkennen, daß Gichtkranke pflanzliche Nahrungsmittel bevorzugen sollten und so kann man auch oft ein Gichtleiden mit entsprechender Diät gut in den Griff bekommen. Bei "noch" Gesunden können häufige Mahlzeiten von Innereien eine Gichtentwicklung begünstigen und sind deshalb nicht unbedingt als ernährungsphysiologisch günstig zu empfehlen.

Innereien und Cholesteringehalt

Das Cholesterin ist eine wichtige Substanz für unseren Organismus. Er baut es selbst auf und es wird ihm über tierische Produkte zugeführt. Cholesterin wird benötigt zum Aufbau der Zellmembranen, der Nervenhüllen, es ist Baustein für bestimmte Hormone und wird dann über die Leber und die Gallenblase in den Darm ausgeschieden, aber auch teilweise wieder zurückgeführt und so erneut in den Kreislauf geschleust. Es muß also vorhanden sein, nur sollte es nicht im Übermaß im Organismus kreisen, da es dann die Arteriosklerose und damit den Herzinfarkt und den Schlaganfall, die heute zu den häufigsten Todesursachen zählen, fördert.

Cholesteringehalt in mg je 100g

Je 100g	Cholesteringehalt in mg
Hirn Kalb/Rind/Schwein	2000

Leber
   Kalb
   Rind
   Schwein
	360
	265
	340

Niere
   Kalb
   Rind
   Schwein
	380
	375
	365

Fleisch (Muskel)
   Kalb, Kotelett
   Rind
   Schwein
	70
	60 - 70
	70

Es dürfte aus dieser Auflistung deutlich hervorgehen, daß Leber und Niere, ganz besonders aber das Hirn, keine empfehlenswerten Pantothensäurespender sind für Menschen mit einem erhöhten Cholesterinspiegel.

Von einem überhöhten Cholesterinspiegel muß man dann sprechen, wenn der Cholesterin-Wert im Blut über 250mg liegt, wobei allerdings auch noch jeweils das "gute" (HDL-) Cholesterin und das "schlechte" (LDL-)Cholesterin zu berücksichtigen sind. Für Cholesterinwerte zwischen 200 und 250mg im Blutserum gilt eine Behandlungspflicht. Weitere Risikofaktoren sind:

- Bluthochdruck - Hypertonie
- Arteriosklerose
- Diabetes Mellitus
- Gicht
- Rauchen

Hier sollte dann zuallererst mit der sorgfältig ausgewählten Nahrung versucht werden, die Cholesterinwerte zu senken. Alle Lebensmittel, die kein oder nur sehr wenig Cholesterin enthalten, sind dafür geeignet. Fleisch ist dann besser geeignet als die Innereien. Alle pflanzlichen Lebensmittel, die gar kein Cholesterin enthalten, sind dafür noch besser geeignet. Diese Personen sollten auch mit dem Verzehr von Eiern sehr sorgsam umgehen, denn ein Ei hat zwischen 319 und 395mg Cholesterin und sollte nur etwa zweimal in der Woche gegessen werden. Eine Portion Hirn entspricht demnach schon etwa 5 bis 6 Eiern auf einmal.

Die Arachidonsäure und rheumatische Erkrankungen

Die Arachidonsäure steht erst seit einigen Jahren im Mittelpunkt der Forschung. Die Arachidonsäure ist eine essentielle ungesättigte Fettsäure. Sie findet sich in tierischen Fetten und zwar besonders im Wal-Tran, aber auch in den meisten Fleischprodukten und in vielen Ölen. Im Körper wird die Arachidonsäure in Prostaglandine, weiter zu Thromboxanen und Leukotrienen umgewandelt. Es handelt sich bei diesen komplizierten Namen um Entzündungsmediatoren. Dies sind Stoffe, die im Organismus entzündliche Reaktionen in Gang setzen. Sie sind hauptsächlich für die entzündlichen Reaktionen und damit die Gelenkschmerzen des Rheumatikers verantwortlich.

Die meisten gängigen Medikamente gegen Rheumaschmerzen, die Antirheumatika, greifen in diesen Kreislauf ein, indem sie die Prostaglandinentstehung hemmen. Das ernährungsphysiologische Schlagwort in der modernen Rheumatherapie lautet heute: "Weniger Fleisch, mehr Fisch".

Alle Menschen mit rheumatischen Beschwerden sollten nicht mehr als zweimal in der Woche Fleisch essen, dafür aber ein- bis zweimal Fischmahlzeiten einplanen und mehr

Gemüse und Obst essen, also sich insgesamt an eine "lacto-vegetabile oder mediterrane Kost" halten. Alle Fische sind hierfür geeignet. Besonders die Kaltwasserfische, wie: Lachs, Makrele, Hering und Forelle. Diese Fische enthalten besonders viel Eicosapentaensäure, die zu den Omega-3-Fettsäuren gehören. Sie kann vom Körper nicht selbst hergestellt werden und sie vermag die entzündlichen Vorgänge im Stoffwechsel zu hemmen. Somit wirkt sie sich im Gegensatz zur Arachidonsäure, die zu den Omega-6-Fettsäuren gehört, auf das rheumatische Geschehen günstig aus. Außer in der Forelle finden sich in diesen Fischen ebenfalls ansehnliche Mengen an Pantothensäure; daher sind sie in zweifacher Hinsicht empfehlenswert.

Fisch: Pantothensäure-/Arachidonsäure-/Eicosapentaensäuregehalt in mg je 100g[30]

Je 100g	Gehalt in mg		
	Pantothen-	Arachidon-	Eicosapentaen-
	säure		
Lachs	0,750	300	700
Makrele	0,460	50	690
Hering	0.940	55	2700

Im Vergleich hierzu nun die entsprechenden Werte für die weiter oben betrachteten Fleischprodukte in je 100g.

---

[30] Elmadfa, I./Fritzsche, D./Cremer,H.-D., Die große GU Vitamin- und Mineralstofftabelle, Gräfe und Unzer, München 1994

Fleisch: Arachidonsäure-/Eicosapentaensäuregehalt

je 100g	Gehalt in mg	
	Arachidonsäure	Eicosapen-taensäure
Leber		
Kalb	-	-
Rind	140	20
Schwein	605	Spu-ren
Niere		
Kalb	30	-
Rind	100	-
Schwein	430	-
Hirn		
Kalb/Rind	-	-
Schwein	335	20
Fleisch (Mus-kel)		
Kalb	-	-
Rind, Filet	40	-
Schwein, Filet	50	-

Wer also rheumatische Beschwerden hat und gerne einmal Leber essen möchte, sollte sich an Kalbsleber halten. In Muskelfleisch ist zwar nicht allzu viel Arachidonsäure enthalten, hier ist mehr die Menge und die Häufigkeit des Verzehrs in gesundheitlicher Hinsicht entscheidend. In Pflanzen, also in Gemüse und Obst, findet sich im allgemeinen keine Arachidonsäure.

Der Vitamin - A - Gehalt in der Leber

Das Vitamin A ist ein fettlösliches Vitamin. Es wird in der Leber gespeichert und findet sich dort in hoher Konzentration. Es ist nötig für den Aufbau des Sehpurpurs in der Netzhaut des Auges, wichtig für das Dämmerungssehen und führt bei Mangel zu Nachtblindheit. Es steigert die Resistenz der Schleimhäute gegen Infektionen und wirkt mit im Hautstoffwechsel. Sämtliche Funktionen dieses Vitamins sind noch nicht aufgedeckt, doch gerade in den letzten Jahren gewann die Forschung viele neue Erkenntnisse hinzu. Bei Überdosierungen kommt es zu toxischen Störungen, also zu Hypervitaminosen, die sich in Kopfschmerzen, Schwindel, Übelkeit und Haarausfall äußern. Die Tagesdosis beträgt 5.000 I.E.[31], das entspricht 1,5mg. Es ergeben sich dann folgende Werte:

Leber: Vitamin A Gehalt in 100g

Je 100g	Vitamin A Gehalt in mg	I.E.
Kalbsleber	20	66.666
Rinderleber	15	50.000
Schweineleber	40	133.333

Wie deutlich zu ersehen ist, nimmt man schon mit einer Portion Rinderleber die 10-fache Tagesdosis zu sich. Dies ist zwar nicht schädlich, bewegt sich aber schon in therapeutischen Dosierungsbereichen. Eigentlich liegt diese Vitamin A Dosis im Bereich von Arzneimitteln und müßte in der Apotheke erworben werden. Noch viel mehr gilt das für eine Portion Schweineleber! Man sollte, nur um den Pantothensäurebedarf zu decken, nicht zu häufig Leber essen. Auffallend ist jedoch, daß die Leber an sich sehr viel Pantothensäure und sehr viel Vitamin A enthält.
Beide Vitamine ergänzen sich sehr gut, beide wirken sich günstig aus auf Haut und Schleimhäute und die Infektabwehr. So hat dies die Natur sehr sinnvoll eingerichtet, denn auch in vielen Gemüsen und Obstsorten sind beide zusammen vertreten. Das Vitamin A findet sich meist in Form

---

[31] I.E. = Internationale Einheit (früher gebräuchliche Mengenbezeichnung für fettlösliche Vitamine)

des Provitamins, des Carotins in allen grünen und roten oder orange-gelben Pflanzen.
"Da Leber Vitamin A in Konzentrationen bis über 100 000 I.E./100gr. enthalten kann, läßt sich bezüglich des Leberverzehrs die folgende Empfehlung unter Berücksichtigung der Sicherheitsfaktoren geben: Frauen, bei denen Kinderwunsch besteht, sollten auf den Verzehr verzichten."[32] Schwangere dagegen müssen nicht auf Leber verzichten, sie sollten aber die Portionen kleiner wählen ("lieber zweimal pro Woche eine kleine Portion von 50 bis 75 Gramm verzehren als einmalig große Portionen"[33]). Dies gilt nach Biesalski für das 2. und 3. Trimenon der Schwangerschaft. Insgesamt ist der therapeutische Bereich beim Vitamin A enger als bei vielen anderen Vitaminen. Die Schädigungen sind nach Absetzen der Vitamin - A - Gaben jeweils rückbildungsfähig.

Die Deutsche Gesellschaft für Ernährung (DGE) empfiehlt als Tagesdosis für Männer: 1,0mg. Als unschädlich gilt eine Tagesdosis von 7,5mg (Sicherheitsfaktor), der nur noch vom Vitamin D unterschritten wird. Obiges gilt nicht für Schwangere.

Der Cadmiumgehalt in der Niere

Das Schwermetall Cadmium fand sich früher in vielen Alltagsprodukten, so in Kunststoffen, Keramiken, in den leuchtend orangen Farben, sowie in Pestiziden. Heute ist es verboten. Es findet sich aber durch die frühere weite Verbreitung in allen Böden, in den Abgasen der Müllverbrennungsanlagen und auch besonders im Klärschlamm. Daunderer schreibt in "Gifte im Alltag"[34]:

---

[32] Biesalski, H.K./Schrezenmeir, J./Weber, P,/Weiß, H.: Vitamine, Thieme, Stuttgart 1997
[33] ebenda
[34] Daunderer, Max: Gifte im Alltag, C.H. Beck, München 1995.

"Durch den früheren sorglosen Umgang ist Cadmium ein fester Posten in der Nahrungskette geworden. Phosphatdünger mobilisiert Cadmium zur Aufnahme in Pflanzen. Während der Cadmiumgehalt in Pflanzen auf normalen Böden bis ca. 3mg/kg beträgt (in Wurzeln mehr als in den Blättern), werden nach Phosphatdüngung mit bis zu 50mg/kg Werte gemessen wie sonst nur in Pflanzen, die auf schwer verseuchten Industrieböden wachsen".

Auf diese Art und Weise nehmen wir mit unserer Nahrung täglich unfreiwillig mehr oder weniger Cadmium auf. Genauso ergeht es den Tieren, von deren Fleisch wir uns wiederum ernähren. Probleme ergeben sich für uns aus der hohen Speicherfähigkeit des Cadmiums in unserem Organismus. Cadmium lagert sich umso leichter ein, je mehr es uns an Calcium mangelt. Erschwerend kommt hinzu, daß die Ausscheidung aus dem Organismus nur sehr, sehr langsam vor sich geht.

"Cadmium schädigt vor allem unsere Hauptspeicherorgane Nieren und Knochen, aber auch andere Organe, in denen es ebenfalls gespeichert wird:

- Leber,
- Bauchspeicheldrüse,
- Hoden,
- Speicheldrüsen und
- Plazenta.

Es wirkt erbgutverändernd und krebserregend, vor allem auf die Speicherorgane, und da es die Plazentaschranke durchbricht, ruft es auch Mißbildungen hervor."[35]

Diese Gegebenheiten sollten deshalb bei den Essensgewohnheiten berücksichtigt werden. Nierengerichte sind mit Vorsicht zu genießen. Das gilt besonders für Personen mit vorgeschädigten Nieren. Stark belastet sind Nieren von älteren Schlachttieren (40mg/kg). Daunderer empfiehlt des-

---

[35] Daunderer, Max: Gifte im Alltag, C.H. Beck, München 1995.

halb, möglichst Nieren jüngerer Schlachttiere, also Kalbsnieren zu wählen.

Ein "Eisen-, Calcium- und Vitamin-D-Mangel" begünstigt die
Einlagerung, wohingegen Zink und Selen Gegenspieler
sind, die die Speicherung verhindern. Diese Gesichtspunkte
könnten heute für eine so weit verbreitete Krankheit wie die
Osteoporose von Interesse sein.
Überhaupt sollte man sich darüber im Klaren sein, daß gerade unsere Entgiftungsorgane Leber und Niere durch die
steigende Umweltverschmutzung am meisten belastet werden. Es erscheint unter diesem Gesichtspunkt heute nicht
mehr zeitgemäß, daß allenthalben in den ernährungsphy-
siologischen Empfehlungen zur Vitaminversorgung immer
wieder auf diese Organe verwiesen wird. Die Kehrseite der
Medaille wird dabei übersehen.

Der Pantothensäuregehalt von Fischen. Meeres-
früchten und Krustentieren

Meerestiere: Pantothensäuregehalt

Je 100g	mg
Hering	0,94
Bückling	1,00
Makrele	0,46
Scholle	0,80
Thunfisch	0,66
Lachs (Salm)	0,75
Hummer	1,67

Die oben angeführten Meerestiere enthalten vergleichsweise hohe Mengen an Pantothensäure.

Noch: Meerestiere: Pantothensäuregehalt

Je 100g	mg
Heilbutt	0,30
Kabeljau	0,12
Schellfisch	0,14
Austern	0,32
Garnele	0,37
Venusmuscheln[36]	0,30
Krabben, gedämpft	0,60

Die oben angegebenen Produkte enthalten zwar geringe Mengen an Pantothensäure, doch tragen sie kaum zur Deckung des Tagesbedarfs bei.

Folgende Fische oder Fischprodukte enthalten keine Pantothensäure

- Bismarckhering, mariniert
- Brathering
- Kaviar
- Seelachs
- Ölsardinen
- Rotbarsch, Goldbarsch
- Sardinen, frisch
- Sardellen
- Seezunge
- Aal
- Forelle
- Hecht
- Karpfen
- Renke
- Waller
- Zander

---

[36] Burgerstein, Lothar: Heilwirkung von Nährstoffen, 4. Auflage, Haug, Heidelberg 1985

Fische sind zwar häufig hoch belastet mit Quecksilber, Blei und anderen Substanzen. Da sie dem Organismus jedoch als Jodquelle dienen und viele gute Fettsäuren enthalten, sind sie ernährungsphysiologisch insgesamt empfehlenswert.

Eiweißhaltige Nahrungsmittel und deren Pantothensäuregehalt

Eier und Milchprodukte

Je 100g	mg
Eier:	
Hühnerei, Gesamtinhalt	1,60
Hühnereigelb, Flüssigei	4,00
Hühnereiweiß, flüssig	0,14
Milch und Milchprodukte:	
Vollmilch, 3,5% Fett	0,35
Magermilch, bis 0,3% Fett	0,28
Schafmilch	0,39
Ziegenmilch	0,33
Kaffeesahne, 10% Fett	0,08
Schlagsahne, 30% Fett	0,30
Sauerrahm	0,34
Buttermilch	0,30
Molke	0,40
Sauermilch, Dickmilch a. Vollmilch.	0,36
Joghurt 1,5%/3,5% Fett	0,34-0,35
Kefir	0,36

Es handelt sich hier um Nahrungsmittel, die meist täglich auf dem Speisezettel stehen, wie Eier, Milch und Käse. Diese sind zwar auch tierischen Ursprungs, werden aber von Vegetariern meist mit zur Deckung des Eiweißbedarfs verwendet.

Eier und dabei ganz besonders das Eigelb, sind eine sehr gute Pantothensäurequelle. Allerdings ist zu beachten, daß ein Ei von durchschnittlich 50g einen Pantothensäuregehalt von knapp 1mg entspricht. Trotz allem ist es nicht für jedermann empfehlenswert täglich ein Ei oder gar mehrere zu essen. Der Cholesteringehalt eines Eies liegt relativ hoch, bei etwa 350mg. Das entspricht der täglichen körpereigenen Cholesterinproduktion.

Bei den Milchprodukten ergeben sich derlei Probleme kaum. Trinkt man täglich etwa ½ l Milch, kommt man leicht auf etwa 1,7mg Pantothensäure. Alle anderen Milchprodukte liegen in etwa der gleichen Größenordnung wie die Milch. Bei den Rahmerzeugnissen ist auf den Fettgehalt zu achten.
Verzehrt man z.B. folgende Produkte im Laufe eines Tages:

1 Ei	0,80mg
½ l Milch	1,75mg
1 Joghurt oder Dickmilch	0,35mg
33g Sahne, süß oder sauer	0,10mg

ist damit der Tagesbedarf von 6mg Pantothensäure zur Hälfte gedeckt.

Diese Nahrungsmittel enthalten knapp 28g Eiweiß. Das sind rund zwei Drittel der für Frauen und die Hälfte der für Männer empfohlenen täglichen Eiweißzufuhr.

Käse: Pantothensäuregehalt

Je 100g	in mg
Edelpilzkäse, 50% Fett i.Tr.	2,00
Roquefort	1,73
Gorgonzola	1,50
Limburger, 20% Fett i.Tr.	1,20

Noch: Käse

Ziegenkäse, 45% Fett i.Tr.	1,20
Feta, 45% Fett i.Tr.	1,00
Butterkäse, 50% Fett i.Tr.	0,80
Camembert, 50% Fett i.Tr.	0,76
Frischkäse	
Speisequark, 20% Fett i.Tr.	0,68
Rahmfrischkäse, 50% Fett i.Tr.	0,54
Hüttenkäse	0,57
Schichtkäse, 20% Fett i.Tr.	0,57
Sauermilchkäse/Harzer, 20% Fett i.Tr.	0,60
Parmesan	0,86
Gruyere	0,52

Die oben angeführten Käse und Frischkäsesorten haben die höchsten Pantothensäurewerte, alle liegen über 0,5 mg je 100g. Zwar erreicht der Edelpilzkäse stolze 2mg, jedoch muß der Fettanteil berücksicht werden. Anders verhält es sich beim Parmesan, der als geriebener Käse zum Würzen über die Speisen gestreut wird. Gorgonzola und die anderen Edelpilzkäse sind eine sehr gute Eiweißquelle (20g), sind allerdings sehr fetthaltig (360 Kalorien auf 100g). Camembert enthält 25g Fett, hat 314 Kalorien und 510mg Calcium. Alle diese Käsesorten sind gute Eiweiß- und Calciumquellen. Speisequark mit 20% Fett enthält in 100g nur 5g Fett, deshalb hat er auch nur 109 Kalorien und, da er hauptsächlich aus Wasser besteht, nur 85mg Calcium. Diese Vergleiche sollen nur verdeutlichen, wie unterschiedlich die ernährungsphysiologische Bedeutung der verschiedenen Nahrungsmittel ist.

Käsesorten mit mittlerem Pantothensäuregehalt

Je 100g	mg
Emmentaler, 45% Fett	0,40
Edamer, 40% Fett	0,35
Gouda, 45% Fett	0,34
Tilsiter, 45% Fett	0,35
Chester, 50% Fett	0,29
Münster, 45% Fett	0,19

Käse ohne Pantothensäure:
- Bel Paese
- Provolone
- Mozzarella
- Romadur

Diese Käse sind trotzdem empfehlenswert, sie enthalten viele lebensnotwendige Substanzen, wie in geringen Mengen Vitamin B_{12} und das Beta-Carotin.
Die bekannten Hartkäsesorten wie Edamer, Gouda und Emmentaler tragen zwar auch zum täglichen Pantothensäurequantum bei, dies hält sich aber in Grenzen mit einem durchschnittlichen Gehalt von 0,35mg je 100g.

Der Pantothensäuregehalt pflanzlicher Nahrungsmittel

Die folgenden Abschnitte geben einen Überblick über den Pantothensäuregehalt der verschiedenen pflanzlichen Nahrungsmittel. Dazu gehören die unterschiedlichen Getreideprodukte, wie Körner und Flocken, Teigwaren und Brot.

Die Pilze als Früchte des Waldes und einige Gemüsesorten haben recht ansehnliche Pantothensäurewerte zu bieten. Ähnlich ist es mit manchen Nüssen und verschiedenen Obstsorten.

Begonnen werden soll mit den Hefen. Sie bilden wie die Pilze eine eigene Gattung. Bei den Hefen handelt es sich um Mikroben. Durch sie kommt es mit Zucker zur Gärung und es entsteht Alkohol, der Äthylalkohol. Das Wort Hefe kommt von "Heben", Heben des Brotteiges.

100g Bäckerhefe enthalten 5,3mg Pantothensäure. Sie liegt mit der Leber an der Spitze der reichen Pantothensäurequellen. Ein Päckchen Back-Hefe wiegt 40g (und enthält damit 2,12 mg Pantothensäure) und reicht für 500 bis 1 000 Gramm Mehl. Die 40g Hefe ergeben somit ein ganzes Kuchenblech, sei es Zwetschgendatschi (-kuchen), einen ganzen Hefezopf oder ähnliches. Ein Stück Zwetschgendatschi oder Streusel- oder Butterkuchen enthält also nur 0,106 bis 0,133mg Pantothensäure.
Hiermit soll verdeutlicht werden, daß es nicht genügt, lediglich die an Pantothensäure reichsten Nahrungsmittel aufzulisten, sondern daß berücksichtigt werden muß, wie sie sich zum regelmäßigen Verzehr eignen. Sonst wird diese Essenszubereitung zur "Vitaminakrobatik"!

Alkoholische Geträn-ke:Gehalt an PantothensäureJe 100 gr.	in mg
Vollbier, Lagerbier	0,08
Weizenbier	-
Nährbier	-
Rotwein	0,20
Weißwein	-

Es soll hier allerdings nicht dazu animiert werden, den Pantothensäurebedarf über den Genuß von Rotwein zu decken. Diesem wird jedoch seit kurzem infolge gewisser in ihm enthaltener biogener Amine eine günstige Wirkung zur Arteriosklerosevermeidung zugeschrieben. Ob Alkoholsorten, die Pantothensäure enthalten, verträglicher oder gesünder sind, sei dahingestellt. Bekannt ist jedoch auch, daß der Alkohol die Verwertung der Pantothensäure für den Organismus stört.

Der Pantothensäuregehalt von Getreide und Getreideprodukten

Anschließend werden die Pantothensäureghalte der verschiedenen Getreidearten angegeben und zwar jeweils in je 100g eßbarem Anteil. Es werden sowohl das volle Korn als auch die verschiedenen ausgemahlenen Produkte angegeben. Der Reis als Getreidegras wird ebenso aufgeführt wie der Buchweizen, der eigentlich nicht zu den Getreiden gehört, da er ein Knöterichgewächs ist. Da er aber wie die anderen Getreidearten verwendet werden kann, wird er in dieser Rubrik eingeordnet. Der Buchweizen enthält keinen Kleber und muß daher zum Backen mit Weizenmehl gemischt werden.

Getreide: Pantothensäuregehalt

Je 100g	mg
Weizen, ganzes Korn	1,18
Weizenkleie	2,50
Weizenkeime	1,00
Weizengries	-
Weizenmehl:	
Type 1700, wenig ausgemahlen	1,20
Type 405, ausgemahlen	0,20
Roggen, ganzes Korn	1,50
Gerste entspelzt, ganzes Korn	0,68
Hafer:	
entspelzt, ganzes Korn	0,71
Haferflocken	1,09
Hafermehl	-
Mais:	
ganzes Korn	0,65
Maismehl	0,55
Cornflakes	0,17
Buchweizen, Vollmehl	1,45
Buchweizen, geschält	1,20
Reis:	
Vollreis, unpoliert	1,70
Poliert	0,63
Poliert, gekocht, abgetropft	0,11

Wie aus der Aufstellung zu ersehen ist, sind die Randschichten des Weizenkorns, also die Weizenkleie, am
reichsten an Pantothensäure mit 2,5mg je 100g. Dies ist
eine große Menge, denn üblicherweise nimmt man etwa
einen Eßlöffel davon in Joghurt oder ähnlichen Speisen (ein
Eßlöffel Weizenkleie entspricht etwa 5 Gramm). Vorwie-

gend befinden sich die lebensnotwendigen Vitamine des B-Komplexes in den Randschichten des vollen Korns. Bei der Weizenkleie ist zu beachten, daß sie hauptsächlich Ballaststoffe und kaum Kalorien enthält. Sie setzt aber eine gesunde Darmschleimhaut voraus.

Die obige Tabelle zeigt, wie groß der Unterschied bei Mehl je nach Ausmahlungsgrad ist; er reicht bis zu 1mg. Im Pantothensäuregehalt der verschiedenen Brotsorten spiegeln sich diese Unterschiede dann entsprechend wieder.
Auffallend ist der hohe Pantothensäuregehalt von Haferflocken, was deren positive Wirkung als Haferschleimsuppe bei Reizungen und Entzündungen der Magenschleimhaut erklären könnte. Wenn man morgens den Tag mit einem Müsli aus geschrotetem Weizen (50 bis 60 Gramm) beginnt, sind das ungefähr 0,5 mg Pantothensäure.

Auch Vollreis hat einen deutlich höheren Vitamingehalt als polierter Reis, bei dem die vitaminreiche wertvolle Randschicht (Silberhäutchen) entfernt wurde.
Alternativ zu Getreide kann Buchweizen verwendet werden. Man kann aus ihm ebenso Pfannkuchen backen, ihn ähnlich wie Reis als Suppeneinlage oder als Bratling mit Gemüse verwenden. Selbst Kuchen lassen sich damit backen, jedoch mit Weizen gemischt, wegen des fehlenden Klebers.
Buchweizen schmeckt herzhafter als Weizen und besonders Pfannkuchen schmecken mit Pilzen, Spinat und anderen Variationen sehr gut und sind gleichzeitig sehr inhaltsreich.

Einige weitere Getreidepflanzen, die gerne in der Vollwert- und/oder vegetarischen Küche verwendet werden, enthalten keine Pantothensäure, nämlich Dinkel, Grünkern und Hirse.
Dinkel, der Ahne unseres Weizens, hat dank der Hl. Hildegard, heute wieder große Bedeutung erhalten. Für Weizenallergiker ist Dinkelbrot und anderes Backwerk aus Dinkel zu der Alternative geworden.

Grünkern wird gerne als Bratling oder als Auflauf verwendet und dient so als Fleischersatz. Die Hirse kann ebenso verwendet werden. Sie verfügt zwar nicht über Pantothensäure, hat aber andere Qualitäten: Sie ist reich an Mineralstoffen und hat vor allem einen hohen Kieselsäure-Anteil.

Brotsorten: Pantothensäuregehalt

Je 100g	mg
Grahambrot[37]	0,79
Weizen, Vollkornbrot	0,65
Weizen, Weißbrot	0,69
Roggenbrot	0,47
Roggen, Vollkornbrot[38]	0,80

Je nach Brotsorte und- größe sind 100g entweder 2 große oder 3-4 kleine Scheiben.

Somit kann man bei einer angenommenen Menge von 100g Brot mit knapp 1mg an Pantothensäure rechnen. Auch wenn ein Teil dieser Menge durch Müsli mit Körnern und Getreideflocken ersetzt wird, bleibt die Größenordnung in etwa gleich. Zusammen mit Milch- und Käseprodukten kommt man so auf etwa 2,5 bis 4,2mg Pantothensäure.

---

[37] Elmadfa, I./Fritzsche, D./Cremer,H.-D., Die große GU Vitamin- und Mineralstofftabelle, Gräfe und Unzer, München 1994
[38] Burgerstein, Lothar: Heilwirkung von Nährstoffen, 4. Auflage, Haug, Heidelberg 1985

Der Pantothensäuregehalt eiweißreicher pflanzlicher Produkte

Es werden im folgenden besprochen:
• Nüsse bzw. Schalenfrüchte
• Pilze und
• Hülsenfrüchte

Pantothensäuregehalt von Nüssen (Schalenfrüchten)

Je 100 gr.	Pantothen säure	Fett	Kalorien	Purin	Eiweiß
	mg	gr	Kcal	mg	gr
Erdnüsse	2,60	48	583	90	25,3
Cashewnuß	1,20	42,2	572	---	17,5
Haselnüsse	1,15	61,6	648	25	12,0
Walnüsse	0,82	62,5	669	25	14,4
Mandeln	0,58	54,1	598	30	18,7
Maronen	0,50	1,9	192	---	2,5
Paranuß	0,23	66,8	670	---	13,6
Kokosnuß	0,20	36,5	363	---	3,9

Nur wenige der Nüsse enthalten keine Pantothensäure:
• Macadamianuß
• Pekannuß
• Pistazien

Erdnüsse sind eine sehr gute Pantothensäurequelle. Zugleich sind sie reich an Eiweiß: 100g enthalten 25,3g Eiweiß, also knapp die Hälfte des Tagesbedarfs. Auch die übrigen Nüsse sind eine gute Pantothensäurequelle, sind gleichzeitig eiweißreich, jedoch sehr fetthaltig. Letzteres gilt es im Speiseplan zu bedenken.

Außerdem muß berücksichtigt werden, daß Erdnüsse mit 90mg sehr purinreich sind. Haselnüsse, Mandeln und Walnüsse bringen 25 bis 30mg an Purinkörpern mit. Maronen haben zwar nur sehr wenig Eiweiß mit 2,5g, dafür aber auch nur 1,9g Fett und entsprechend auch nur 192 kcal. Somit kann man 200g Maronen essen, was dann 1mg an Pantothensäure entspricht, und hat dadurch nur 384 Kalorien aufgenommen, zudem reichlich Mineralien und Aminosäuren.

Pilze: Pantothensäuregehalt

Je 100g	mg
Kulturchampignon	2,1
Steinpilze	2,7
Pfifferlinge	---

Steinpilze und Champignons haben einen ähnlich hohen Pantothensäuregehalt wie Erdnüsse. Doch ergeben sich bei Pilzen ernährungspysiologisch eher Vorteile, da deren Fettgehalt unter 1g liegt und der Kaloriengehalt nur bei 15 und 17 kcal. je 100g. Nur der Eiweißgehalt liegt bei den Pilzen relativ niedrig mit nur 2,7 und 2,8g.
Eine Pilzmahlzeit enthält gut und gerne 200g und ist reich an Mineralien und hat nur wenig Purinkörper. Mit der schlanken Linie ergeben sich keinerlei Probleme. Bei häufigem Verzehr von Waldpilzen ist jedoch auf deren relativ hohen Gehalt an Schwermetallen und die sehr unterschiedliche radioaktive Belastung (Tschernobyl) zu achten. Dies trifft natürlich auf die Kulturchampignons nicht zu.

Die nachfolgend aufgelisteten Hülsenfrüchte sind eine sehr gute Pantothensäurequelle, jedoch muß man berücksichtigen, daß sie im eßfertigen Zustand jeweils eine ansehnliche Menge ergeben, also eine angenommene Verzehrsmenge von 100g nicht unbedingt realistisch ist. Gerade die Sojabohnen, die in der vegetarischen Küche sehr beliebt sind, ergeben bei 50g schon knapp 1mg an Pantothensäure.

Hülsenfrüchte: Pantothensäuregehalt

Je 100g	mg
Sojabohnen, Samen, trocken	1.92
Sojamehl	1.80
Linsen, Samen, trocken	1.36
Kichererbsen	1.30
Erbsen, Samen, trocken	1.10
Erbsen, grün, frisch	0.72
Urdbohne, schwarze Samen	3.50
Bohnen, weiße	0.98

Hülsenfrüchte sind sehr stärkehaltig, eiweißreich und sättigend. Für Menschen mit empfindlichen und geschwächten Verdauungsorganen, wie es häufig im Alter der Fall ist, sind Hülsenfrüchte weniger empfehlenswert.

Der Pantothensäuregehalt verschiedener Gemüsesorten

Wie im folgenden zu sehen sein wird, bestätigt sich zwar die Aussage, daß die Pantothensäure im Pflanzenreich sehr weit verbreitet ist, aber es zeigt sich auch, daß die enthaltenen Mengen nicht sehr hoch sind. Es gibt nur einige wenige Gemüse, die häufig gegessen werden und die gleichzeitig einen hohen Pantothensäuregehalt besitzen. Die in der Tabelle aufgeführten 8 Gemüsesorten sind besonders reich an Pantothensäure. Sie enthalten von den ausgewerteten 47 Gemüse- und Gewürzpflanzen mehr als 0,5mg in jeweils 100g.
Bis auf den Zuckermais ist es gut möglich von diesen Gemüsen 100g und mehr zu essen. Bei Spargel ist es üblich bis zu 500g zu essen und dies entspricht dann 3,1mg Pantothensäure. Neben Spargel ist auch Sellerie sehr gesund, da beide wassertreibend bzw. stark entwässernd sind und gleichzeitig sehr wenig Kalorien haben. Die Pastinake ist

Gemüse: hoher Pantothensäuregehalt

Je 100g	mg
Broccoli	1.29
Blumenkohl	1.01
Rosenkohl	0,10-1.40
Grünkohl	0,10-1.40
Zuckermais, roh	0,89
Spargel, frisch	0,62
Sellerie	0,51
Schnittbohnen	0,50
Pastinake	0,50

nicht sehr bekannt, jedoch durch ihren Reichtum an basischen Substanzen für alle, die an rheumatischen und gichtbedingten Schmerzen leiden, sehr gut.

Gemüse: mittlerer bis niedriger Pantothensäuregehalt

Je 100g	mg
Bleichsellerie	0,43
Kartoffeln	0,40
Kürbis	0,40
Rotkohl	0,32
Tomate	0,31
Petersilienblatt	0,30
Paprikaschote, rot	0,27
Paprikaschote, grün	0,23
Weißkraut	0,26
Spinat	0,25
Fenchel	0,25
Karotte, Möhre	0,27
Gurke	0,24
Aubergine	0,23
Wirsing	0,21
Sauerkraut, abgetropft	0,23

Um über die zahlreichen und auch häufig verwendeten Gemüse eine größere Pantothensäuremenge zu sich zu nehmen, muß meist mehr als 100g gegessen werden. So bringt beispielsweise eine Tomate etwa 30g auf die Waage. Bei der ausreichenden Versorgung mit Pantothensäure spielen also die Ernährungsgewohnheiten eine große Rolle. Meistens werden zu einer Mahlzeit Kartoffeln und Gemüse kombiniert. Beispielsweise ergeben 100g Kartoffeln mit 200g Spinat, Paprika, Auberginen oder Fenchel etwa 1mg Pantothensäure. Außerdem werden als Auflauf oder auch beim Überbacken oft Käse hinzugegeben oder Fleisch dazu kombiniert, was wiederum die Pantothensäurebilanz erhöht. So werden bei einer zur Spargelzeit stattfindenden Mittagsmahlzeit mit Kartoffeln und einem Pfund Spargel gut und gerne allein 3,5 bis knapp 4mg an Pantothensäure erreicht. Möchte man bewußt mit pflanzlichen Produkten den täglichen Pantothensäurebedarf zu einem guten Teil auf diese Weise decken, so ist die Auswahl offensichtlich für jedermanns Geschmack groß genug und auch über die Jahreszeiten gut gestreut.

Gemüsesorten: sehr niedriger Pantothensäuregehalt

100g	mg
Chinakohl	0,20
Weiße Rübe	0,18
Radieschen	0,18
Mangold	0,17
Zwiebel	0,17
Lauch	0,14
Spargel, eingedost	0,13
Steckrübe	0,11
Kopfsalat	0,11
Kohlrabi	0,10

Wenn von diesen Pflanzen nicht größere Mengen verzehrt werden, können sie nicht viel zur Pantothensäurebilanz beitragen. Mit Lauch, Mangold und Chinakohl geht dies sicherlich am ehesten. Obgleich häufig zu lesen ist, daß Pantothensäure ubiquitär sei, was soviel wie "überall" vorkommend heißt, gibt es doch eine ganze Reihe von Gemüsen und eher zu den Gewürzen zählende Pflanzen, in denen sie nicht enthalten ist.

Gemüse- bzw. Gewürzpflanzen: kein Pantothensäuregehalt
- Artischocke
- Bambussprossen
- Chicorée
- Endivie
- Feldsalat
- Kerbel
- Knoblauch
- Meerrettich
- Petersilienwurzel
- Schwarzwurzel
- Zucchini

Unzweifelhaft haben alle diese Pflanzen in unterschiedlicher Weise ihre gesundheitlichen und geschmacklichen Vorzüge. Ganz besonders bekannt sind die auch heute immer mehr erkannten und wissenschaftlich nachweisbaren Wirkungen des Knoblauchs. Er ist anti-bakteriell, wirkt antisklerotisch und kann das Cholesterin senken.

Die verschiedenen Obstsorten und ihr Pantothensäuregehalt

Unter den bekannten Obstsorten gibt es nur einige wenige, die sehr reich an Pantothensäure sind. Die meisten Obstsorten liegen eher im Mittelbereich.

Obstsorten: hoher Pantothensäuregehalt

Je 100g	mg
Wassermelone	1,60
Avocado	1,10
Aprikosen, getrocknet	0,83
Datteln, getrocknet	0,80
Oliven, grün, mariniert	0,56
Pflaumen, getrocknet	0,46
Schwarze Johannisbeeren	0,40
Feige, getrocknet	0,39
Feige, frisch	0,30
Erdbeeren	0,30
Himbeeren	0,30

Als vorzüglicher und hochkarätiger Pantothensäurespender bietet sich somit die Wassermelone an. Sie ist sehr wasserhaltig, wie der Name schon sagt, daher sehr kalorienarm und für jedermann geeignet. Avocados sind in dieser Hinsicht eher das Gegenteil: sehr fett- und kalorienreich (23,5g Fett und 221 kcal). Die anderen erwähnten Früchte erreichen dies nur durch die Trocknung und sind dann auch entsprechend süß, so daß man kaum 100g davon auf einmal essen wird. Günstig liegen als einheimisches Obst somit besonders Erdbeeren und Himbeeren; bei ihnen fällt es auch nicht schwer, mehr zu essen.Die schwarzen Johannisbeeren können zusätzlich mit einem sehr hohen Vitamin-C-Gehalt glänzen.

72

Obstsorten: mittlerer und niedriger Pantothensäuregehalt

je 100g	mg
Aprikose	0.29
Zitrone	0.27
Grapefruit	0.25
Apfelsine/Orange	0.24
Banane	0.23
Zucker- oder Honigmelone	0.23
Mandarine	0.20
Brombeeren	0.22
Stachelbeeren	0.20
Ananas	0.18
Pflaume	0.18
Heidelbeeren	0.16
Holunderbeeren, schwarz	0.16
Süßkirschen	0.19
Sanddorn	0.15
Pfirsich	0.14
Apfel	0.10
Weintrauben	0.06
Birnen	0.06
Johannisbeeren, rot	0.06
Preiselbeeren	0.03-0.22

Wie aus dieser langen Liste zu ersehen ist, enthalten fast alle unsere Obstsorten Pantothensäure (manche nur recht wenig). Es ist möglich über die Jahreszeiten hinweg, mit Obst einen Teil des täglichen Pantothensäurebedarfs zu decken. Da ein mittelgroßer Apfel etwa 100g wiegt, muß man allerdings schon ein Kilo essen, um auf 1mg Pantothensäure zu kommen.

Obst wird meist frisch und roh verzehrt. Es entsteht also kein Verlust durch die Zubereitung. Dies ist bei einem Teil der Gemüse nicht der Fall, wie beispielsweise Schnittbohnen, die man nicht roh essen darf.

Obstsorten: ohne Pantothensäure
- Hagebutten
- Quitten
- Reneclauden
- Mirabellen
- Sauerkirschen

Von den 37 analysierten Obstsorten sind nur 5 dabei, die keine Pantothensäure enthalten. Die gleiche Anzahl, inklusive Oliven, ist sehr reich an Pantothensäure in Höhe von 1,6mg und mit 0,46mg bei getrockneten Pflaumen je 100 g.

Verluste an Pantothensäure durch die Zubereitung und Lagerung

Die Pantothensäure ist empfindlich gegenüber Hitze. Pantothensäure-Monopräparate sollen nicht über 25°C aufbewahrt werden. Sie ist ebenfalls empfindlich gegenüber großer Kälte, wie sie beim Tiefgefrieren auftritt. Dieses Vitamin ist wasseranziehend, also hygroskopisch und sauerstoffbeständig. Luft macht ihm also nichts aus und auch Licht beeinträchtigt es weniger. Das Vitamin wird jedoch durch Säuren und Laugen zerstört. Säuren, wie Essig, Weinessig und Obstessig haben einen sehr niedrigen ph-Wert. Er liegt im Extremfall bei 1 und auch unsere Magenflüssigkeit wird durch die Salzsäure, die stärkste Säure, auf einen sehr niedrigen ph-Wert gebracht. Laugen sind genau das Gegenteil, man sagt zu ihnen auch Basen. Calciumverbindungen, wie das Bicarbonat, das von der Bauchspeicheldrüse in den Dünndarm entleert wird, soll den ph-Wert des vom Magen kommenden Sekrets alkalischer, also basischer machen, den ph-Wert anheben. Der Extremwert liegt hier dann bei 14. In der Mitte bei 7 liegt der Neutralwert: die

Substanzen sind weder sauer noch basisch. Alle Enzyme können in unserem Organismus nur bei einem optimalen ph-Wert arbeiten und das gilt auch für das Coenzym A, in das die Pantothensäure eingebaut wird.

Die Zubereitung

Üblicherweise müssen bestimmte Lebensmittel erhitzt werden, weil der Mensch sie sonst nicht verdauen kann. Dies gilt sowohl für Fleischprodukte als auch für Getreideprodukte, die sonst für uns nicht aufschließbar und damit nicht verwertbar sind. Doch auch manche pflanzlichen Produkte, wie die grünen Bohnen oder die Kartoffeln müssen gekocht werden, weil sie für uns roh schädlich bzw. giftig sind.

Vitaminverluste bei haushaltsmäßiger Lebensmittelbearbeitung in Prozent

- maximaler Kochverlust 50%
- Garen von Fleisch...30-50%
- Garen von Gemüse 30%
- Erhitzen von Milch nach verschiedenen Verfahren 0%
- Grillen und Braten von Fleisch............................20%
- Dünsten und Dämpfen von Gemüse 0%

Vitaminverluste durch verschiedene Verarbeitungs- und Zubereitungsverfahren (in % des Gehalts der Rohware)[39]

- Fleisch, Gefrieren bei -18°C   22%
- Blattgemüse: Eindosen   30-85%
- Gefriertrocknung   10%
- Gefrieren bei -18°C   29%

---

[39] Elmadfa, I./Fritsche, D./Cremer, H.D.: Die große GU Vitamin- und Mineralstoff-Tabelle, 4. Auflage, Gräfe und Unzer, München 1994.

Wie aus den Zahlen zu ersehen ist, muß bei Fleischgerichten mit einem Vitaminverlust von 20-50% gerechnet werden. Es ist jeweils bei der Berechnung zu berücksichtigen, ob die täglich aufgenommenen Lebensmittel auch wirklich den Tagesbedarf decken. Die bei den meisten Fleisch- und Fischarten relativ geringen Werte an Pantothensäure, außer bei Lebergerichten, reduziert sich noch einmal.

Günstig liegen die Verhältnisse bei der Milch und damit auch bei den Milch- und Käseprodukten, da hier nichts in Abrechnung gebracht werden muß.

Bei der Zubereitung der verschiedenen Gemüsesorten ergeben sich je nach Verfahren große Unterschiede. Je schonender die Zubereitung, wie beispielsweise beim Dünsten, desto weniger Vitaminverluste ergeben sich. Auch beim Aufwärmen von Gemüse in der Mikrowelle dürften sich Verluste ergeben. Entsprechende Werte sind noch nicht vorhanden.

Lagerung

Auch das Einmachen von Obst kann mit bis zu 70% zu beträchtlichen Minderungen führen.

Erstaunlich sind die relativ hohen Verluste an Pantothensäure, die beim Tiefgefrieren auftreten, das sonst als recht vitaminerhaltendes Verfahren gilt. Beim Fleisch entspricht der Verlust zwar nur demjenigen der anderen Verfahren, jedoch muß es hinterher auch noch erhitzt werden und somit liegt der Vitaminverlust letztendlich höher, da sich die Verluste addieren.

Auch tiefgefrorenes Obst erreicht Verluste bis zu einem Fünftel des Ausgangswertes. Andererseits müssen die zum Erntezeitpunkt reichlich vorhandenen Produkte auf irgendeine Art und Weise haltbar gemacht werden.

Zusätzlich ungünstig wirken sich im Zusammenhang mit der Pantothensäure noch Konservierungsmittel aus, für die es keine Angaben gibt. Auch alle Produkte, die zum Zwecke der Haltbarkeit in Essig eingelegt werden, verlieren an Pantothensäure. Auch alle anderen Produkte die sehr sauer, in Essig eingelegt oder angemacht sind, sind in dieser Vitaminrechnung zu berücksichtigen. Ebenfalls ungünstig sind alle Verhaltensweisen, die dazu führen, daß die Gerichte lange warm gehalten oder auch mehrmals aufgewärmt werden.

Feinde der Pantothensäure
Zerstörend auf die Pantothensäure im Organismus wirken folgende Substanzen:

- Koffein,

- Alkohol und

- Medikamente wie:
  Schwefelhaltige Medikamente,
  Schlafmittel und
  Östrogene

Wie sieht die Ernährungswirklichkeit in der Bevölkerung aus

An sich wäre es wirklich einfach dank der weiten Verbreitung der Pantothensäure in unseren Lebensmitteln, sich ausreichend mit ihr zu versorgen. Hiervon ausgehend, mag sicherlich die Aussage stimmen, die sich durch die gesamte Literatur zieht, daß es hierzulande keinen isolierten Pantothensäuremangel gibt. Andererseits sind Untersuchungen bekannt, daß die Wirklichkeit anders aussieht. "Bestimmte Bevölkerungsgruppen ernähren sich erfahrungsgemäß einseitig. Schüler (aus sozialen und finanziellen Gründen), Frauen (Schlankheitsdiäten), Berufstätige (Auswärts- und Geschäftsessen) ältere Leute (Einsamkeit, Krankheit, Probleme usw.) bilden Risikogruppen für Nährstoffdefizite."[40] . Wer täglich im Büro bis zu 10 Tassen Kaffee trinkt, gleich-

---

[40] Schurgast, H.: Orthomolekulare Medizin in *Erfahrungsheilkunde*, Heft 10/1991, Haug, Heidelberg

zeitig unter Dauerstreß steht, verbraucht massiv Pantothensäure. Streß zehrt immer an den Pantothensäure-Reserven. Diesen täglich neu entstehenden, vermehrten Vitaminbedarf zu decken, müßte sich der oder die Betreffende zusätzlich über den Normalbedarf hinaus mit Pantothensäure versorgen. Aus Zeitmangel greifen die Betroffenen häufig zu Schnellgerichten, nehmen Konserven oder essen vermehrt Süßes. In all diesen Produkten steckt keine oder kaum Pantothensäure. Wer abends, weil er vor lauter Anspannung nicht schlafen kann, zur Schlaftablette greift und zusätzlich die Antibabypille nimmt, verbraucht nur dieses Vitamin, sorgt aber nicht für den täglichen Nachschub. Über kurz oder lang ergibt sich durch diese Lebensweise ein massives Defizit, doch nicht nur an diesem Vitamin, sondern auch an allen anderen Vitalstoffen.

Insgesamt gesehen, essen die Bundesbürger zu fettreich und nehmen zu viele Kalorien zu sich. Dafür verantwortlich sind vorwiegend folgende Verhaltensweisen.

Alkoholkonsum
"Von 1950 bis 1980 hat sich der jährliche Pro-Kopf-Verbrauch alkoholischer Getränke, gemessen an reinem Alkohol, fast vervierfacht "[41]

| 1950 | 3,27 Liter reiner Alkohol |
| 1980 | 11,80 Liter reiner Alkohol |

Dies bedeutet, daß jeder Bundesbürger vom Säugling bis zum Greis, 1980 im statistischen Durchschnitt etwa 1 Liter reinen Alkohols im Monat getrunken hat. Die Aufgliederung in die einzelnen Arten von Alkoholika sieht für 1987 wie folgt aus:
144,0 Liter Bier

---

[41] Athen, D./Schuster, E./Tiedemann, P.: Alkoholismus-report,5. Auflage, hrsg. Bayer. Staatsministerium für Arbeit, Familie und Sozialordnung, München 1992.

25,8 Liter Wein
5,9 Liter Branntwein zu 38 Volumen-%

"Mit dem Konsum von Alkohol können dem Körper zwar beachtliche Mengen an Energien, aber nicht die lebensnotwendigen Nährstoffe zugeführt werden. Mit einem Liter Bier (ca. 2000 kJ) wird bereits 1/5 des täglichen Energiebedarfs des Körper gedeckt. Fast den gleichen Brennwert besitzen eine Flasche (0,75 l) deutscher Wein (ca. 1800 kJ) oder 5 Doppelte (1 Doppelter = 40 ml) eines 40%igen Weinbrands (ca. 1800 kJ)."[42]
Wird diese zusätzliche Energiemenge zur täglichen Nahrungsmenge aufgenommen, so führt dies fast unweigerlich über kurz oder lang zum Übergewicht. Werden entsprechende Nahrungsmittel dafür weggelassen, kommt es zur Mangelversorgung an wichtigen Nähr- und Vitalstoffen wie Vitaminen, Mineralstoffen und Spurenelementen. "Alkoholkonsum kann zur Entstehung von Vitaminmangelzuständen (Vitamine der B-Gruppe) beitragen, da für den Abbau von Alkohol zusätzlich entsprechende Vitamine verbraucht werden. Außerdem kann durch Alkohol die Aufnahme der Vitamine aus dem Darm gestört werden."[43]
Es kommt heute häufiger vor, als man denkt, daß ein Teil der täglichen Kalorienaufnahme durch Alkohol ersetzt wird. In einer mehrjährigen Studie der EU-Kommission wurden in 11 europäischen Ländern die Trinkgewohnheiten von Frauen untersucht. Es heißt darin, daß der "Alkoholkonsum und die Alkoholprobleme von Frauen unterschätzt wurden."[44] Es sind zwar ein Drittel aller Frauen alkoholabstinent, aber gerade alleinstehende, kinderlose und ältere Frauen trinken mehr und häufiger als bisher angenommen. Alkohol kann zu erheblichen Störungen im Pantothensäure-Stoffwechsel

---

[42] Athen, D./Schuster, E./Tiedemann, P.: Alkoholismus-report,5. Auflage, hrsg. Bayer. Staatsministerium für Arbeit, Familie und Sozialordnung, München 1992
[43] ebenda.
[44] Jennerjahn, Yvonne: Alkoholprobleme von Frauen unterschätzt, Süddeutsche Zeitung, 6.4.1999.

führen. "Bei Ratten wurde unter Gabe einer Diät mit 5 % Alkohol ein deutlicher Rückgang der Konzentration von Pantothensäure und CoenzymA im Herzen nachgewiesen. Entsprechende Veränderungen finden auch in der Leber statt. Besonders die Umwandlung von Pantothensäure in Coenzym A in der Leber geht zurück, so daß Alkoholabusus die Biosynthese von Coenzym A nachhaltig beeinträchtigen dürfte."[45] Hoher Alkoholkonsum, schadet dem Betroffenen demnach in zweifacher Hinsicht. Es werden weniger gesunde Nahrungsmittel zu sich genommen, und die Umwandlung der für den Organismus nötigen Substanzen wird blockiert.

Zuckerkonsum
Auch der Zuckerkonsum stieg in den letzten Jahrzehnten beträchtlich an. Süßigkeiten zerstören nicht nur die Zähne, sie rauben dem Organismus Vitamine, die er zur Verwertung des Zuckers benötigt. Zucker ist aber ein leerer Kalorienträger. Wer sich mit viel Süßigkeiten vollstopft, hat dann keinen Appetit mehr auf gesunde Nahrungsmittel. Auf diese Weise werden dem Körper wertvolle Nahrungsmittel vorenthalten.

Wie sieht die heute empfohlene gesunde Kost aus?

Als allgemein empfehlenswert gilt heute die frühe Mittelmeerkost. Man nennt sie frühe, weil noch in den 50er Jahren im Mittelmeerraum mehr Olivenöl als heute verwendet wurde. Epidemiologische Studien fanden heraus, daß diese Kostform in bezug auf Herz-Kreislauferkrankungen sich sehr günstig auswirkt. Diese Kostform besteht aus viel frischem Gemüse und Hülsenfrüchten, aus frischem Obst und Salaten (ca. 200 bis 300 Gramm täglich). Dies ist wesent-

---

[45] Bayer, Wolfgang/Schmidt, Karlheinz: Vitamine in Prävention und Therapie, S. 231, Hippokrates, Stuttgart 1991.

lich mehr, als bei uns verzehrt wird. Es wird mehr Fisch gegessen, der Fleischkonsum liegt nicht so hoch wie bei uns und auch der Fettverzehr ist geringer. Wesentlich ist dabei der günstige Anteil der einfach ungesättigten Fettsäuren wie sie sich im Olivenöl befinden. Olivenöl eignet sich auch zum Kochen, andere Öle verlieren dabei ihre gesundheitlichen Vorzüge. Eine solche vielseitige und abwechslungsreiche Kostform ergibt gleichzeitig eine ausreichende Versorgung mit Pantothensäure und anderen Vitaminen. Sie ist damit reich an sekundären Pflanzenstoffen. Diese finden sich nur in Spuren in pflanzlichen Lebensmitteln. Beispiele hierfür sind Knoblauch und Zwiebeln. Ihre guten gesundheitlichen Wirkungen werden heute immer mehr erkannt. Der Faserreichtum von Pflanzen sorgt zudem für eine ausreichende Menge an Ballaststoffen.

Fazit

Mit einer abwechslungsreichen und vernünftig zusammengestellten Kost läßt sich der physiologische Bedarf von 6mg Pantothensäure leicht decken. Insofern ist es sicher richtig, daß die Versorgung der Bevölkerung mit diesem Vitamin als ausreichend angesehen wird. Bei einer umfassenden Betrachtung der Bedarfsdeckung dieses Vitamins in der Gesamtbevölkerung darf nicht übersehen werden, daß sich nur kleinere Kreise , manchmal notgedrungen, so gesund ernähren. Zumindest für einen Teil der männlichen Bevölkerung gilt dies nicht, da viele Männer lieber große Fleisch- als Gemüseportionen auf dem Teller sehen. Die moderne Arbeitswelt bringt es mit sich, daß viele Arbeitnehmer in einer Kantine essen. Glücklicherweise wandelte sich in den Großküchen und Kantinen die Einstellung gegenüber einer gesunden Ernährungsweise. "Noch bis in die 70er Jahre hinein konnte die Gemeinschaftskost den Qualitätskriterien einer gesunden Ernährung kaum standhalten - weder kulinarisch noch vom Nährwert her. Matschige Kartoffeln, zerkochtes Gemüse und fette Soßen waren keine Seltenheit.

Frischkost fehlte oftmals ganz. Das jedoch hat sich inzwischen gründlich geändert. In den Unternehmen sind die Werksküchen alten Schlages verschwunden und modernen Betriebsrestaurants gewichen. ... Klare Favoriten in der Gunst der Esser sind Salate, Gemüse, Nudeln, italienische Küche, asiatische Spezialitäten, Geflügelgerichte und Aufläufe."[46]
Anders sieht es heute immer noch bei der Gemeinschaftsverpflegung der Patienten in Krankenhäusern aus. Die Krankenhausküche bildet das Schlußlicht in Sachen gesunder Ernährung. Zu diesem Ergebnis kam eine Studie der Universität Hohenheim. Die Gemüse- und Obstportionen sind viel zu klein, die Nährstoffbilanz ist ungünstig, da die Patienten zu viel Eiweiß und Fett erhalten. Die Kalorienmenge liegt ein Viertel über dem für diese Situation angemessenen Bedarf.

Durch vermindertes Geschmacksempfinden und wenig Appetit verlieren viele Menschen im Alter die Lust am Essen und ernähren sich recht einseitig. Nicht selten kommt es dann zu einer Mangel- und Fehlernährung. Im Alter verringert sich zudem die Bioverfügbarkeit der Vitamine, weil hier häufig auch "metabolische Prozesse der Darmschleimhaut, die zur Resorption beitragen, reduziert sind."[47]

Bei einer umfassenden Betrachtung der Versorgung an Pantothensäure in der Bevölkerung sollten auch jene Faktoren gesehen werden, die eine an sich ausreichende Zufuhr dieses Vitamins wieder zerstören. Nur noch in wenigen Haushalten wird heute täglich die Nahrung frisch zubereitet, ein hoher Anteil der Lebensmittel sind industriell vorgefertigte Produkte, die in ihrem Vitamingehalt schwer einzuschätzen sind. Der Vitaminverlust in Lebensmitteln ist ein

---

[46] De Groot, Hilka: Das richtige Angebot, die falsche Wahl, Süddeutsche Zeitung, 17. 8. 1999
[47] Biesalski, H.K.:Vitamine – Bausteine des Lebens, C.H.Beck, München 1997.

kumulativer Vorgang. "Jeder Schritt, der nach dem Ernten vorgenommen wird, kann den Vitamingehalt verringern. "[48] Selten wird berücksichtigt, daß der hohe Medikamentenkonsum in der Bundesrepublik einen Teil der Vitaminversorgung wieder zerstört. Auch der hohe Alkoholkonsum sorgt dafür, daß die Vitaminverwertung blockiert wird. Weiter kommt noch hinzu, "daß es eine hohe Variabilität in der Vitaminkonzentration"[49] in den verschiedenen Lebensmitteln gibt. Somit sind die Angaben in Nährwerttabellen nicht unbedingt der Realität entsprechend.

Unter Einbeziehung aller Gesichtspunkte darf demnach bezweifelt werden, ob der Bedarf an Vitamin B_5 in der Gesamtbevölkerung wirklich gedeckt wird. Hinzu kommt, daß der exakte Bedarf an diesem Vitamin nicht bekannt ist. Der Tagesbedarf von 6mg wurde von verschiedenen Größen abgeleitet und ist so nur ein Schätzwert. Nach B. Gaßmann kann der genaue Versorgungsgrad nicht beziffert werden, da in einer früher durchgeführten Studie die Zahlen nach verschiedenen Kriterien ungenau waren und sie sind deshalb nicht "weiter ausgewertet worden. Somit gibt es keine repräsentative Erhebung über die Versorgung der deutschen Bevölkerung mit Pantothensäure."[50]

---

[48] Ebenda.
[49] Ebenda.
[50] Gaßmann, Berthold: Pantothensäure in *Ernährungsumschau*, Umschau-Verlag, Frankfurt a. Main April 1999

Kapitel 4

Die Bedeutung der Pantothensäure im Stoffwechsel

In diesem Kapitel möchte ich dem Leser erläutern, warum die Pantothensäure eine so hohe Bedeutung für den Stoffwechsel hat. Die zentrale Stellung der Pantothensäure im Stoffwechsel ergibt sich aus ihrer Zugehörigkeit zum Coenzym A und hieraus folgen die vielfältigen therapeutischen Anwendungsmöglichkeiten.

Die biochemischen Grundlagen

Die Pantothensäure muß als Vitamin täglich mit der Nahrung zugeführt werden, weil unser Organismus sie nicht selbst aufbauen kann. Viele Vitamine werden in der Zelle in Coenzyme eingebaut. Die Pantothensäure, das Vitamin B$_5$, ist ein Bestandteil des Coenzym A. Das Coenzym A wiederum greift in unzählige wichtige Stoffwechselabläufe in unserem Organismus ein. Ohne das würde nichts "laufen", da es an den verschiedensten Auf- und Abbauvorgängen vieler Substanzen beteiligt ist und an der Energiegewinnung in der Zelle über den Zitronensäurezyklus maßgeblichen Anteil hat.

Eine sehr anschauliche und leicht verständliche Beschreibung des Coenzym A findet sich bei Oberbeil und kann die immense Bedeutung dieser Substanz für uns aufzeigen: "Die Pantothensäure ist zentraler Bestandteil des Coenzym A, der Urzelle jeglicher Vitalität. Am Pantothensäure-Molekül hängt in diesem Enzym das Energieteilchen Adenosintriphosphorsäure (ATP). Dieses ATP ist mit Energie richtig vollgeladen. Man kann es mit einem Luftballon vergleichen, der mit aller Macht an einem Gummifaden zieht. Schneidet man den Faden durch, schnellt der Ballon in die Höhe. Seine Energie wird frei. Dann werden über ein ent-

84

sprechendes Signal vom Gehirn bestimmte Verbindungen zwischen Atomen im ATP-Molekül durchtrennt und Phosphoratome (und damit Körperenergie) werden frei. Anschließend werden die Phosphoratome sofort wieder ans Atom gebunden und die Molekülkanonen sind wieder bereit zum Feuern. An diesen lebenswichtigen Energieprozessen ist Pantothensäure, das Vitamin B_5, maßgeblich beteiligt" [51]. Damit aber noch nicht genug. "Das Vitamin ist in Körperzellen am Bau von Hunderten von Enzymen beteiligt. Diese Enzyme verbinden sich mit einem sogenannten Apoenzym, einem Eiweißteil, und gewinnen dadurch eine enorme Explosivität, vergleichbar einem vorher leblosen Stück Holz, das jetzt entzündet wird. Eine dieser durch Pantothensäure ermöglichten Enzymreaktionen ist z.b. der Umbau des B-Vitamins Cholin im Gehirn zu dem stimmungs-aufhellenden Neurotransmitter (Nervenreizstoff) Acetylcholin " [52].

Diese Neurotransmitter vermitteln uns die Denkimpulse und sind für die Gefühlsempfindungen notwendig. Im folgenden soll nun erklärt werden, warum die Pantothensäure eine solch zentrale Stellung in unserem Stoffwechsel hat. Gleichzeitig soll versucht werden, diese biochemischen Abläufe so darzustellen, daß sie auch für Laien verständlich und nachvollziehbar werden. Somit könnte auch das Verständnis wachsen für die sich anschließenden, umfangreichen therapeutischen Verwendungsmöglichkeiten dieser Substanz.

- Warum hat die Pantothensäure eine solch fundamentale Stellung in unserem Stoffwechsel, wie es überall heißt?
- Was ist Stoffwechsel? - Ganz einfach: der Wechsel aller Stoffe oder – komplizierter gesagt – "Die Gesamtheit der lebensnotwendigen biochemischen Vorgänge beim Auf-, Um- und Abbau des Organismus bzw. beim Austausch

[51] Oberbeil, Klaus, Fit durch Vitamine, 7. Auflage, Südwest, München 1994, S.47
[52] Oberbeil, Klaus, Fit durch Vitamine, 7. Auflage, Südwest, München 1994, S.49

von Stoffen zwischen Organismus und Umwelt"[53]. Für Stoffwechsel ist auch das Wort Metabolismus gebräuchlich.

Wir nehmen über die Nahrung die verschiedensten Stoffe auf. Es sind dies als Energielieferanten:

- Kohlenhydrate   wie Kartoffeln, Gemüse, Obst, Getreide, Brot, Nudeln, Zucker
- Fette   wie Butter, Margarine, Speck, Öle
- Eiweiß   wie Fleisch, Fisch, Eier, Milch, Käse, Soja
auch Gemüse und Getreide verfügen über gewisse Anteile an Eiweiß.

Über Speichel, Magensaft und Dünndarmsekrete werden all diese Stoffe bis in die kleinsten Bausteine zerlegt. Dies geschieht durch für jede Substanz spezifische Enzyme, die in großer Menge im Magen, von der Bauchspeicheldrüse und in bestimmten in der Dünndarmschleimhaut liegenden Zellen gebildet werden. Die kleinsten Einheiten, die so entstehen, sind dann bei

- Eiweiß: Proteine, die allerkleinsten Einheiten sind Aminosäuren
- Kohlenhydrate: die Zucker, genannt: Saccharide, Mono- oder Disaccharide
- Fett: die Fettsäuren

Aus diesen kleinsten Einheiten, die nicht weiter aufgespalten werden können, entstehen durch Verbindung mit verschiedenen Substanzen und mit Hilfe von Enzymen dann neue größere Einheiten. Ein Teil dieser Bausteine dient der Energiegewinnung. Dies sind besonders die Zucker. Ein anderer Teil wird für die Zusammensetzung all unserer Sekrete und Hormone benötigt. Wieder ein anderer Teil dient

---

[53] Roche Lexikon Medizin, Urban & Schwarzenberg , München 1984.

dem Neuaufbau von Körpergeweben. Täglich geht Gewebe zugrunde und muß ersetzt werden. So erneuert sich gerade unsere Dünndarmschleimhaut in sehr kurzen Zyklen und für deren Wiederaufbau muß dann auch genügend Eiweiß zur Verfügung stehen.

In all diese Vorgänge greift die Pantothensäure ein. Die Pantothensäure ist notwendig für den Stoffwechsel aller Nährstoffe.

Die biochemische Formel sieht folgendermaßen aus:[54]

Coenzym A

Das Coenzym A setzt sich aus mehreren Einzelkomponenten zusammen. Hierunter findet sich die Pantothensäure, die sich wiederum aus der Pantoinsäure und dem ß-Alanin zusammensetzt. Neben dem Cysteamin sind noch eine Schwefelgruppe (HS-) sowie ATP enthalten.

| Coenzym A | + | Essigsäure | = | aktivierte Essigsäure |
| Coenzym A | + | Essigsäure | = | Acetyl-Coenzym A |

---

[54] Karlson, Peter, Kurzes Lehrbuch der Biochemie, 11. Auflage, Thieme, Stuttgart 1980, S.96

Aus diesem Coenzym A wird mit Essigsäure die "aktivierte Essigsäure". Sie heißt aktivierte, weil sie energiereich ist, d.h.: "ihre gruppenübertragende Energie" ist sehr hoch, wodurch sie sehr reaktionsfreudig im Stoffwechsel ist und leicht andere Verbindungen eingeht.

Die aktivierte Essigsäure ist die wichtigste Verbindung des Coenzym A, sie wird gemeint, wenn man von Acetyl-Coenzym A spricht.

Das Acetyl-Coenzym A ist im Stoffwechsel an so vielen biochemischen Reaktionen beteiligt, daß die Pantothensäure hieraus ihre Bedeutung erlangt. Durch ihre Mitwirkung im Intermediärstoffwechsel (die Gesamtheit der Zwischenstufen des im Körper ablaufenden Stoffwechsels) ist sie für jede einzelne Zelle unabdingbar notwendig und bezieht auch hieraus ihre fundamentale Stellung im Stoffwechsel.

"Im Überblick lassen sich die biochemischen Funktionen der Pantothensäure wie folgt zusammenfassen:
Die Pantothensäure ist ein Bestandteil von Coenzym A. Dieses Coenzym überführt Essigsäure und andere Karbonsäuren in aktivierte Verbindungen.
Acetyl-Coenzym A spielt eine wesentliche Rolle im Energiestoffwechsel, nämlich in der Fettsäuresynthese, im Zitronensäurezyklus sowie in der Cholesterin- und Steroidsynthese und damit in allen wesentlichen Zellfunktionen." [55]

Einen Überblick über die biochemischen Verflechtungen des Coenzym A im Stoffwechsel gibt das Schema [56] „Die zentrale Stellung des Acetyl-CoA im Stoffwechsel" auf Seite 88.

---

[55] Dietl, Hans/Ohlenschläger, Gerhard, Handbuch der orthomolekularen Medizin, Haug, Heidelberg 1994
[56] Hoffmann-La Roche AG, Fachinformation, Grenzach-Wyhlen 1994

88

Die mit der Nahrung aufgenommene Pantothensäure liegt zu einem großen Teil gebunden an Coenzym A und Fettsäuresynthase vor. Im Lumen von Magen und Darm wird aus diesen Verbindungen Pantothensäure schrittweise freigesetzt...In allen Abschnitten des Dünndarms werden sowohl Pantethein als auch Pantothensäure durch passive Diffusion resorbiert."[57] Schließlich ermöglicht ein Enzym in der Darmschleimhaut (Mukosa) den Abbau zur Pantothen-

Die zentrale Stellung des Acetyl-CoA im Stoffwechsel

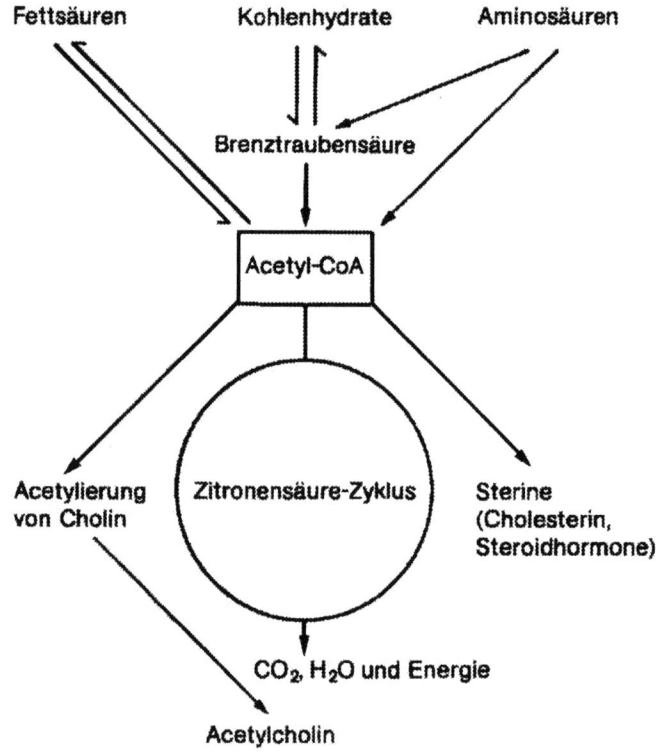

Fettsäuren   Kohlenhydrate   Aminosäuren

Brenztraubensäure

Acetyl-CoA

Acetylierung von Cholin

Zitronensäure-Zyklus

Sterine (Cholesterin, Steroidhormone)

CO_2, H_2O und Energie

Acetylcholin

[57] Biesalski, H.K./Schrezenmeir, J./Weber, P,/Weiß, H.: Vitamine, Thieme, Stuttgart 1997, S.126

säure. Die Aufnahme der Pantothensäure erfolgt also über die Dünndarmschleimhaut und hierbei scheint sogar Panthenol besser resorbiert zu werden als Pantothensäure. Über das Blut gelangt so die Pantothensäure in jede Zelle.

"Die Pantothensäure wird in der Zelle in Coenzym A eingebaut. Das Coenzym A nimmt im Stoffwechsel eine zentrale Stellung ein, da es mit den Reaktionsträgern Fettsäuren energiereiche Ester bildet, die sogenannten "aktivierten Fettsäuren". Unter diesen kommt dem Acetyl-Coenzym A die größte Bedeutung zu, läuft doch der Abbau von Fetten, Kohlenhydraten und einer ganzen Reihe von Aminosäuren auf der Stufe des Acetyl-Coenzym A zusammen.

Die am Coenzym A gebundenen Essigsäurereste werden in den Citronensäure-Zyklus eingeschleust und dem energieliefernden oxidativen Endabbau zu Kohlendioxid und Wasser zugeführt" [58]

Der Citronensäurezyklus

Der Citronensäurezyklus hat Bedeutung für alle Lebewesen, die vom Sauerstoff abhängig sind. Er ist gekoppelt mit der Atmungskette und vollzieht sich in jeder Zelle und zwar in noch kleineren Gebilden in der Zelle, nämlich in den Mitochondrien, dies sind die "Energiefabriken" unseres Stoffwechsels "und genau hier sind bis zu 95% des Coenzym A lokalisiert. An sich gibt es keine ausgesprochenen Speicherorgane für das Co A." [59].

Der Citratzyklus, wie er auch genannt wird, manchmal findet sich auch noch der Begriff "Krebs-Zyklus", hat seinen Namen von der Citronensäure, die hier eine wichtige Rolle spielt. Weiterhin greifen hier auch die B-Vitamine als Kata-

---

[58] Hoffmann-La Roche AG, Gebrauchsinformation für Fachkreise, Bepanthen-Tabletten, Grenzach-Wyhlen, 1982.
[59] Gaßmann, Berthold: Pantothensäure in *Ernährungsumschau*, Umschau-Verlag, Frankfurt a. Main April 1999, S. 144

lysatoren/Übertragungsfaktoren wie beispielsweise das Nicotinamid (Vitamin B_3), Riboflavin (Vitamin B_2) und viele andere wichtige Substanzen ein.

Der Abbau der Hauptnährstoffe Kohlenhydrate, Fette und Proteine mündet in die gemeinsame Endstrecke des Citronensäurezyklus und diese können sich "für die Energiegewinnung in der Nahrung gegenseitig vertreten". Das für den Citratzyklus so wichtige Acetyl-Coenzym A entsteht vorwiegend aus dem Fettsäure- und Kohlenhydrateabbau. "Der biologische Sinn des Citratzyklus liegt darin, das Molekül der Essigsäure (die in Form von Acetyl-Coenzym A eingeschleust wird)"[60] mit Hilfe von Wasser in Kohlendioxid und Wasserstoff (H) zu zerlegen.

Das Wasser als Endprodukt des Stoffwechsels entstammt der Atmungskette. Das Kohlendioxid entsteht aus der Decarboxilierung der Kohlenhydrate im Citratzyklus. Dabei bedeutet Decarboxilierung, daß von verschiedenen Substraten jeweils Kohlendioxid, also CO_2 abgespalten und über die Lunge ausgeatmet wird.

> **"Der Citrat-Zyklus ist gleichzeitig die "Drehscheibe des Stoffwechsels", das Bindeglied zwischen verschiedenen Abbau- und Aufbauwegen"[61]**

Das Sammelbecken des Intermediärstoffwechsels

Zwischen verschiedenen Stoffwechselwegen existieren vielfache Querverbindungen. So werden dem Stoffwechsel ständig von einer Seite Stoffe zugeführt, gleichzeitig werden Abfallprodukte ausgeschieden. Es ergeben sich aus Nahrungsbestandteilen oder körpereigenen Stoffen vielfach

---

[60] Karlson, Peter, Kurzes Lehrbuch der Biochemie, 11. Auflage, Thieme, Stuttgart 1980, S. 362
[61] Ebd.

gemeinsame Zwischenverbindungen. Man spricht dann von einem "Sammelbecken des Stoffwechsels".
Ein solches Sammelbecken hat stets verschiedene Quellen und zahlreiche Abflüsse.
Beim Acetyl-Coenzym A ist es so, daß man unterscheiden muß, ob sich der jeweilige Stoffwechselweg für das Acetyl-Coenzym A in den Mitochondrien (Zellbestandteil) oder ein andermal im Cytosol, im Flüssigkeitsraum der Zelle, abspielt.
Letztlich existiert für jeden Stoff in unserem Körper ein solches Sammelbecken, auch "metabolic pool" genannt. Die Umsetzungsmengen eines Stoffes in einem solchen Pool können sehr unterschiedlich sein.
In einem solchen Pool vermischen sich die Moleküle, und es läßt sich nicht mehr erkennen, wo die Kohlenhydrate, Fette oder Aminosäuren herkommen.
An den Verzweigungsstellen des Stoffwechsels sind solche Pools besonders bedeutungsvoll und einer hiervon ist auch das Acetyl-Coenzym A.
Auch für das ATP gibt es einen solchen Pool. Um darzustellen, wie immens ein Stoffumsatz in 24 Stunden sein kann, sei dies hier am Beispiel des ATP erwähnt. "So läßt sich berechnen, daß der menschliche Körper im Laufe von 24 Stunden etwa 75 kg ATP produziert, also sein eigenes Gewicht! Natürlich wird das ATP immer gleich wieder verbraucht; es wird meist in ADP und Phosphat gespalten und aus diesen Bruchstücken wird es dann resynthetisiert." [62]

Biosynthesen mit "aktivierter Essigsäure"

Für die Synthese vieler wichtiger Körpersubstanzen ist das Acetyl-Coenzym A Ausgangsmaterial:

1. Die Regulation der Fettsäuresynthese geschieht mit Acetyl-Coenzym A, es ist Ausgangsmaterial der Biosynthese der Fettsäuren und weiterhin der Fette. Dieser

---

[62] Karlson, Peter, Kurzes Lehrbuch der Biochemie, 11. Auflage, Thieme, Stuttgart 1980, S. 365

Weg wird bei der Umwandlung von Kohlenhydraten in Fett in großem Umfang beschritten.

2. Die Steroide werden mit Hilfe des Acetyl-Coenzym A synthetisiert. Das sind Hormone der Nebennierenrinde, genannt auch Korticosteroide (Cortison). Sie sind für unsere Leistungsfähigkeit wichtig, ganz besonders in Streßsituationen nötig und ebenso in erhöhtem Maße bei entzündlichen Erkrankungen. Die Steroidhormone entstehen über sogenannte Isoprenoidlipide mit Energieaufwand.

3. Aus den genannten Synthesen der Steroide kann dann ohne Energieaufwand in weiteren Schritten das Cholesterin aufgebaut werden.

4. Aus der Acetylierung mit Cholin entsteht das für unser Nervensystem so wichtige Acetylcholin. Das Cholin ist für uns essentiell. Acetylierung heißt lediglich, daß ein Substrat mit dem Acetyl-Coenzym A verbunden wird, bedeutet also, daß in eine chemische Verbindung eine Azetylgruppe eingeführt wird.

5. Acetylierung von Aminozuckern
Aus der chemischen Reaktion von Aminogruppen, also aus Teilen von Aminosäuren, mit Monosacchariden, den kleinsten Einheiten der Kohlenhydrate, entstehen über die Kopplung mit Acetylgruppen die Mukopolysaccharide. Diese sind wichtige Bausteine von Knorpel- und Bindegewebe. Auf diese Weise entsteht auch die Hyaluronsäure, die in der Grundsubstanz des Bindegewebes bedeutsam ist, und die die Gelenkschmiere im Gelenk bildet. Über diese Syntheseleistungen ergibt sich die günstige Wirkung der Pantothensäure bei Arthritis und altersbedingten Gelenkbeschwerden. Nach Pischinger[63] hat sogar das Grundsystem eine wesentlich weitergehende Funktion für die Gesamtregulation in unserem

---

[63] Pischinger, Alfred: Das System der Grundregulation, Haug, Heidelberg, 2. Auflage 1976.

Körper. Sie greift hinein in die "Neuropsycho-Immunologie", verbindet also die Psyche mit dem Immunsystem über die im Grundsystem endenden Nervenausläufer.

Weitere wichtige Funktionen des Coenzym A

1. Bei der Umwandlung der Kohlenhydrate in Fette und umgekehrt entsteht die Brenztraubensäure als Zwischenprodukt. Die Brenztraubensäure häuft sich im Organismus bei Vitamin B_1-Mangel an und führt zur Übersäuerung des Gewebes (Acidose). Bei der Umwandlung der Fette in Kohlenhydrate ist das Acetyl-Coenzym A das Ausgangsmaterial und wirkt hier wesentlich mit. Andererseits hat das Coenzym A auch eine wichtige Funktion im Pyruvatstoffwechsel. Pyruvate sind die Salze der Brenztraubensäure. "Thiamin [das ist das Vitamin B_1] wirkt auf Zellen, die große Mengen Kohlenhydrate verbrauchen (Nervenzellen), auf Zellen mit vorwiegendem Brenztraubensäurestoffwechsel (Herzmuskelzellen) und auf Nervengewebe, das als Aktionssubstanz Acetylcholin freisetzt" [64]. Das verstärkt hier die Wirkung des Acetylcholin. Dieser wichtige Neurotransmitter (Nervenüberträgerstoff) benötigt also in hohem Maße das Vitamin B_1 und auch die Pantothensäure. Bei einem Mangel an Thiamin kommt es zur Anhäufung von Brenztraubensäure und anderen Ketosäuren. Sie haben beim Diabetes eine besondere Bedeutung im Blut und in den Geweben. Es kommt dann zu schweren Krankheitserscheinungen, besonders im Zentralnervensystem (ZNS), z.B. Beriberi (Polyneuritis), diabetischem bzw. azidotischem Koma. Es kommt auch hierzulande noch häufiger zu Hypovitaminosen an Vitamin B_1. Initialsymptome können sein: "Leistungsminderung, Kopfschmerzen, Müdigkeit, vege-

---

[64] Pschyrembel, Willibald, Klinisches Wörterbuch, 252. Auflage, Walter de Gruyter, Berlin 1976.

tative und neurologische Erscheinungen"[65]. Aus eigener Erfahrung kann diese enge Zusammenarbeit zwischen Pantothensäure und Vitamin B_1 nur bestätigt werden. Dies zeigt sich besonders darin, daß bei hohen Dosen an Pantothensäure auch mehr an Vitamin B_1 benötigt wird. Da sich das Thiamin im Stoffwechsel in gewisser Weise wieder regenerieren kann und es immerhin für 14 Tage speicherbar ist, steigt allerdings die Menge des Thiamins nie gleichermaßen in die Höhe wie die der Pantothensäure. Von allen B-Vitaminen scheint jedoch dessen Menge in bestimmten Situationen am dringlichsten für den Stoffwechsel zu sein, was allerdings auch aus der Biochemie hervorgeht.

2. Last but not least hilft die Pantothensäure bei der Entgiftungsleistung der Leber mit. "In der Leber vollziehen sich mannigfaltige Reaktionen an körpereigenen und körperfremden Stoffen, die zusammenfassend als "Biotransformationen" bezeichnet werden. Sie führen häufig zur Entgiftung von Fremdstoffen. Ziel der Biotransformation ist die Bildung von wasserlöslichen, harnfähigen Derivaten. Dies wird mit Konjugation (Kopplung) mit wasserlöslichen Gruppen wie Glucuronsäure erreicht"[66]

Für die hierfür nötigen Acetylierungen liefert das Acetyl-Coenzym A die Acetylgruppen. Es kann somit zur aktivierten Glucuronsäure kommen, sowie zu weiteren für die Entgiftung wichtigen Reaktionen.

---

[65] Ebda.

[66] Karlson, Peter, Kurzes Lehrbuch der Biochemie, 11. Auflage, Thieme, Stuttgart 1980, S. 365

Wirkungen der Pantothensäure auf einen Blick

Wichtig für jede Zelle

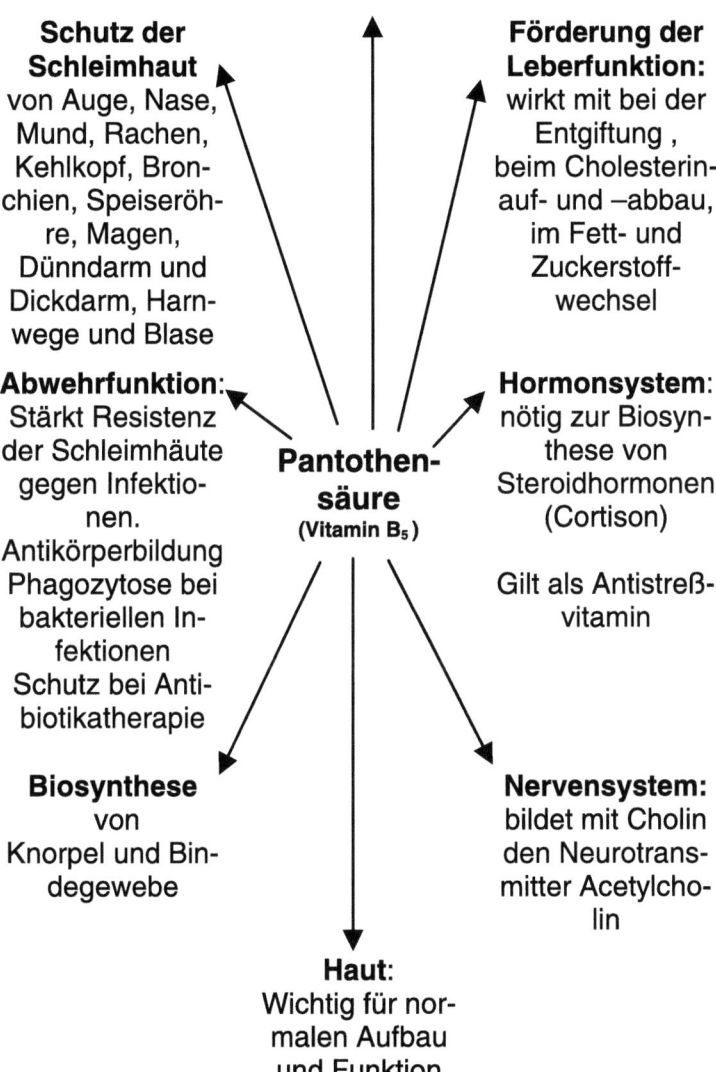

Schutz der Schleimhaut
von Auge, Nase, Mund, Rachen, Kehlkopf, Bronchien, Speiseröhre, Magen, Dünndarm und Dickdarm, Harnwege und Blase

Abwehrfunktion:
Stärkt Resistenz der Schleimhäute gegen Infektionen.
Antikörperbildung
Phagozytose bei bakteriellen Infektionen
Schutz bei Antibiotikatherapie

Pantothensäure
(Vitamin B₅)

Förderung der Leberfunktion:
wirkt mit bei der Entgiftung, beim Cholesterinauf- und –abbau, im Fett- und Zuckerstoffwechsel

Hormonsystem:
nötig zur Biosynthese von Steroidhormonen (Cortison)

Gilt als Antistreß-vitamin

Biosynthese
von Knorpel und Bindegewebe

Nervensystem:
bildet mit Cholin den Neurotransmitter Acetylcholin

Haut:
Wichtig für normalen Aufbau und Funktion

Abwehr / Immunsystem

Das Leben des Menschen ist letztlich nur mit einem intakten Abwehrsystem möglich. Auf dem Gebiet der Immunolo-
gie wird heute intensiv geforscht, nicht zuletzt wegen AIDS.
Obgleich sich täglich neue Erkenntnisse ergeben, sind wegen der Kompliziertheit dieses Systems noch viele Fragen
offen. Es sollen deshalb nur einige Grundlagen zum besseren Verständnis dargestellt werden.das Abwehrsystem teilt
sich auf in ein spezifisches und ein unspezifisches. Diese
Aufgabe teilen sich die weißen Blutzellen. Zu ihnen gehören die Leukozyten, die den Hauptanteil der weißen Blutkörperchen bilden; sie gehören zum unspezifischen Immunsystem. Weitere Untergruppen der weißen Blutkörperchen sind die neutrophilen Granolozyten, die Lymphozyten,
die Monozyten, wie auch eosinophile und basophile Granolozyten. Besonders die Monozyten, die zum unspezifischen Abwehrsystem gehören, versuchen als große Freßzellen eingedrungene Erreger zu phagozytieren. Die baso-
philen- und die eosinophilen Granulozyten sind bei Allergi-
en meist vermehrt und verursachen die überschießenden
Reaktionen.
Die Lymphozyten gehören zum spezifischen Immunsystem;
sie teilen sich in B- und T-Lymphozyten auf und bilden die
Antikörper. Diese besitzen ein Gedächtnis, das es ihnen
erlaubt, nach nochmaligem Kontakt mit einem Erreger, den
man auch Antigen nennt, sehr schnell viele weitere Antikörper aus den Vorläuferzellen, das sind die Plasmazellen, die
ständig im Blut kreisen, zu produzieren. Die Antikörper pas-
sen dann zum jeweiligen Antigen wie ein Schlüssel zum
Schloß und machen die Erreger unschädlich. Man nennt
dies auch Antigen-Antikörper-Reaktion. Das macht man
sich bei Impfungen zunutze. Die T-Lymphozyten gehören
auch zu diesem System. Sie bilden viele Untergruppen. Am
bekanntesten sind die Helfer- und Suppresserzellen, die bei
HIV-Infektionen befallen werden.

Auf mehreren Ebenen des Abwehrsystems spielt die Pantothensäure eine wichtige Rolle. Sie wird für die Biosynthese, das heißt für den Zusammenbau der Steroidhormone benötigt. Ein solches Steroidhormon ist das Cortison, das wir besonders in Streßsituationen vermehrt brauchen. Ohne dieses Hormon läuft unsere "Maschinerie" nicht richtig. Jede Erkrankung bedeutet zusätzlich auch Streß für den Organismus, denn die Abwehr muß auf Hochtouren laufen, weil das Cortison bei allen Entzündungen mit im Einsatz ist, um diese zu bekämpfen.

Oberbeil sagt es einfach ausgedrückt so: "Die eigentliche entzündungshemmende Wirkungsweise von Pantothensäure liegt allerdings in ihrer Stoffwechselfunktion in der Nebennierenrinde, wo das Vitamin an der Produktion von Corticoiden wie z.B. Cortisol beteiligt ist. Cortisol und verwandte Stoffe wie Cortison helfen Streßsituationen meistern und hemmen gleichzeitig Entzündungen im ganzen Körper. Weil die Nebennierenrinde, dieses wahre Arbeitstier unter den Drüsen, nur sechs Stunden am Tag ihre Hormone ausstoßen kann und 18 Stunden zur Erholung benötigt, muß sie u.a. auch mit Pantothensäure vollgepumpt sein, um Streß zu meistern und Entzündungen vorzubeugen bzw. sie abklingen zu lassen".[67]

So kommt es, daß Menschen, die längere Zeit großem Streß ausgesetzt sind, (auch psychische Belastungen, wie Verlusterlebnisse und Enttäuschungen zählen dazu), oder die sich permanent überanstrengen, anfälliger für Krankheiten sind. In diesen Zeiten kommt es daher leichter zu einem Pantothensäuremangel. Oberbeil erläutert dieses anschaulich: "Wer von früh bis spät massiv unter Dauerstreß steht, braucht seine Pantothen-Reserven in der Nebennierenrinde und verliert deshalb schnell seine körperliche Vitalität. Wer ziemlich schuften muß (wie z.B. so manche Hausfrau und Mutter von mehreren Kindern) oder aber

---

[67] Oberbeil, Klaus, Fit durch Vitamine, 7. Auflage, Südwest, München 1994, S.46/47.

sportlich aktiv ist, frißt Pantothensäure aus der Nebennierenrinde. Dies ist auch einer der Gründe, weshalb z.b.
Hochleistungssportler nach zermürbenden und anstren-
genden Wettkämpfen ziemlich nah an einem Nervenzu-
sammenbruch stehen und kaum in der Lage wären, einen
Konflikt oder ein anderes Streßproblem durchzustehen"[68].

Infektionskrankheiten

Diese Krankheiten können durch die verschiedensten Erreger verursacht werden und jeweils unterschiedlich muß
unser Immunsystem darauf reagieren und andere Strategi-
en anwenden. Gerade auf diesem Gebiet ist die Pantothensäure vielfältig beteiligt und hilft uns eine derartige Erkrankung zu überwinden.

Die Antikörperproduktion wird gesteigert
Bei experimentell erzeugtem Pantothensäuremangel ergab
sich eine erhöhte Infektanfälligkeit. Ein Pantothensäuremangel äußert sich in einer "Hemmung der Immunabwehr /
der Antikörperbildung" (erhöhte Infektionsanfälligkeit, z.b.
gehäuftes Auftreten von Pharyngitis und Infektionen der
oberen Atemwege)[69].Die Bildung von Antikörpern ist eine
der wesentlichsten Abwehrmaßnahmen unseres Organismus bei allen Virusinfektionen. Die überwiegende Anzahl
der Kinderkrankheiten werden durch Viren ausgelöst, sind
also Virusinfektionen, für die es außer einer vorbeugenden
Impfung, sofern sie existiert, keine ursächliche Behandlung
gibt.

Folgende Kinderkrankheiten sind durch Viren verursacht[70] :

---

[68] Ebda., S.47/48
[69] Höhne, Eberhard, Vitamine, Otto Hoffmann, München 1985,
S.66.
[70] Bösel, Botho: Praktikum des Infektions- und Impfschutzes, H.
Hoffmann, Berlin, 10. Auflage 1992.

Masern: Impfung vorhanden
Mumps: Impfung vorhanden
Röteln: Impfung vorhanden
Windpocken: Impfung möglich, nur bei Risikogruppen gebräuchlich. Zweiterkrankung: Herpes zoster (Gürtelrose)
Mononucleose / Pfeiffersches Drüsenfieber: keine Impfung
Poliomyelitis: Impfung vorhanden

Bei einer Impfung kommt der Organismus im gesunden Zustand nur mit einem abgeschwächten oder sogar abgetöteten Erreger in Kontakt. Die Hauptarbeit der Antikörperbildung hat jedoch unser Organismus selbst zu leisten. Deshalb soll der Impfling gesund sein, auch keine chronische Krankheit haben. Etwas anderes ist dies bei der "echten" Grippe, auch Influenza genannt, denn hier sollen gerade chronisch Kranke und ältere Personen geimpft werden. Eine Impfung ist eine geringere Belastung des Organismus als das Durchmachen der Grippe mit hohem Fieber, Gliederschmerzen und der Gefahr einer Lungenentzündung. Mit einer ausreichenden Versorgung mit Pantothensäure kann der Organismus in seiner Arbeit untersützt werden. Dies gilt umso mehr im Fall einer Erkrankung.

Die meisten banalen Infekte der oberen Atemwege, des Nasen- und Rachenraums, auch grippale Infekte oder Erkältungskrankheiten genannt, werden ebenfalls von Viren verursacht. Es gibt hiervon unzählige Arten mit einer Unmenge an Untergruppen, die gerade diese Schleimhautregionen bevorzugen. Es kann sich dabei um Rhinoviren, ECHO-Viren, Adenoviren, die auch eine gefährliche Hornhautentzündung hervorrufen können, Coxsackie-Viren oder andere handeln. Manche dieser Erreger können eine Darmgrippe hervorrufen. An der einen oder anderen dieser Erkrankungen leidet wohl jeder mindestens einmal im Jahr. Da sich das infektiöse Geschehen unangenehm an den entsprechenden Schleimhäuten bemerkbar macht, ist hier eine ausreichende Pantothensäureversorgung nützlich. Man erkennt heute immer mehr die Bedeutung einer intakten Schleimhaut, da diese über die Immunglobuline A (IgA) die Antikörper bildet. Die Pantothensäure ist nötig für die Infektresistenz der Schleimhäute. Sie sorgt für "die Aufrechterhaltung der Resistenz von Schleimhäuten gegenüber Infekten"[71], wobei hier die Widerstandskraft der Schleimhäute gemeint ist (unter Resistenzentwicklung versteht man neuerdings in der Medizin auch die Unempfindlichkeit der Bakterien gegen Antibiotika).Je nach Heftigkeit der Erkrankung sind ohne Zweifel oft relativ hohe Dosierungen an Pantothensäure nötig. Dies schon deshalb, weil damit eine Zweitinfektion mit Bakterien verhindert werden kann und die Rekonvaleszenz verkürzt wird. Normale Tagesdosen sind in diesen Fällen unzureichend.

Diese günstige Wirkung auf die Schleimhäute erklärt sich daraus, daß die Pantothensäure zum Aufbau der Haut und der Schleimhäute nötig ist und ebenso für deren normale Funktion.

Das gilt für sämtliche Schleimhäute unseres Körpers:

* Nase, Mund, Rachen
* Bronchialsystem
* Speiseröhre und Magen
* Dünn- und Dickdarm
* Harnwege mit Blase
* Genitalsystem

Da gerade die Schleimhäute und hier besonders das Dünndarmepithel eine hohe Regenerationsrate aufweisen, haben diese Gewebe einen hohen Pantothensäurebedarf.

Verringerung der toxischen Wirkung vieler Antibiotika
Die Pantothensäure "verringert die nachteiligen und giftigen Wirkungen vieler Antibiotika"[72]. Man fand dies anhand des

---

[71] Höhne, Eberhard, Vitamine, Otto Hoffmann, München 1985, S.66.
[72] Ebda.

Antibiotikums Streptomycin heraus. Man verabreichte einen Pantothensäure-Antagonisten (Gegenspieler), d.h. man verursachte im Organismus künstlich einen Panthotensäure-Mangel. Dabei stellte sich heraus, daß sich die Giftigkeit (Toxizität) des Antibiotikums erhöhte. Die Pantothensäure ist über das Coenzym A und weiter über das Acetyl Coenzym A, also die aktivierte Essigsäure, an der Entgiftung vieler Substanzen in der Leber beteiligt. Dies geschieht über komplizierte Zwischenschritte mit der Glucuronsäure, die verschiedene Substanzen binden kann und letztlich so umwandelt, daß sie wasserlöslich werden und damit ausscheidungsfähig sind. Auf diese Weise werden viele Stoffe entgiftet, so beispielsweise:

Arzneimittel wie Antibiotika und Salicylate,
Körperfremde Stoffe, Abbauprodukte des Organismus.

Die Pantothensäure unterstützt bei bakteriellen Infektionen und gleichzeitiger Gabe von Antibiotika die Abwehrmechanismen insofern, als sie zusätzliche Belastungen verringert. Es finden sich weiterhin in diesem Zusammenhang Hinweise, daß ein Pantothensäuremangel zu einer Verminderung der Leukozyten und zu einer Hypoplasie (Verkleinerung) des Knochenmarks führt, gerade des Gewebes, das für die Ausbildung der Abwehrzellen zuständig ist.

Bei der Antibiotikatherapie ist zu berücksichtigen, daß sie nur bei bakteriellen Infektionen oder Infektionen mit bakterienähnlichen Erregern wirksam ist. Gegen Virusinfektionen können Antibiotika nichts ausrichten, sofern nicht hier der Gefahr einer Sekundärinfektion mit Bakterien vorgebeugt werden soll. "Antibiotika sind antibakteriell wirksame Substanzen, die bei systematischer Anwendung das Wachstum der für den Menschen pathogenen Bakterien hemmen (Bakteriostase) oder in Ausnahmefällen die Keime abtöten (Bakterizidie). Unabdingbare Erfordernisse sind hierfür eine ausreichende Konzentration eines wirksamen Antibiotikums am Ort der Infektion und eine intakte Immunabwehr"[73]. Die eigentliche Abwehrleistung muß der Organismus nach wie vor selbst bewerkstelligen. Es wird ihm nur insofern geholfen, als er sich nicht mehr gegen so viele Erreger verteidigen muß, sondern nur gegen die vom Antibiotikum verringerte Erregerzahl. Die Problematik liegt wiederum darin, daß Antibiotika auch schädliche Nebenwirkungen haben. Beispielsweise können sie das Knochenmark schädigen, Allergien verursachen und gelegentlich die uns schützende Bakterienflora mindern. Auf diesem veränderten Milieu können sich dann toxische Bakterienstämme vermehren. So sind Antibiotika häufig Wegbereiter von Pilzinfektionen.

Aufbau von Hämoglobin im Erythrozyten

Schon der Entdecker der Pantothensäure, Roger J. Williams, fand deren günstige Wirkung bei Blutarmut heraus. Dies ergibt sich aus der folgenden biochemischen Wirkung des Coenzym A: "Coenzym A greift in den Aufbau des Porphyringerüstes des Blutfarbstoffes (Hämoglobin des Erythrozyten) ein durch Bereitstellung der Bernsteinsäure in aktivierter Form."[74] Die nach Infekten häufig auftretende Anämie resultiert also nicht nur aus einem Eisenmangel, bzw. erhöhtem Verbrauch an Eisen, sondern auch die Pantothensäure wird vermehrt benötigt. Ein Pantothensäuremangel führt zur normochromen Anämie, das heißt, daß die Erythrozyten und der rote Blutfarbstoff, das Hämoglobin, gleichmäßig erniedrigt sind. Dadurch ist die Sauerstoffversorgung im Blut vermindert, weil der Sauerstoff an das Hämoglobin (roter Blutfarbstoff) im Erythrozyten gebunden ist. Die Leistungsfähigkeit des Organismus sinkt: man ist müde und schlapp. Bei der Eisenmangelanämie ergibt sich hingegen eine hypochrome Anämie: hier ist das Hämoglobin deutlich gegenüber den roten Blutkörperchen erniedrigt.

---

[73] Schettler/Greten: Innere Medizin, Thieme, Stuttgart, 8. Auflage 1990, S. 601.
[74] Höhne, Eberhard, Vitamine, Otto Hoffmann, München 1985, S.66.

Auch das Vitamin B_{12} und die Folsäure, ein weiteres B-Vitamin, sind an der Blutbildung beteiligt.

Schleimhautschutz

Viele Infektionskrankheiten gehen mit entzündlichen Reaktionen an den Schleimhäuten einher. Es sei nur an die Masern erinnert mit ihrem Katarrh und der Bronchitis. Da es bei Virusinfektionen keine ursächliche Medikation gibt, kann der Einsatz der Pantothensäure als Schleimhautschutz gute Dienste leisten. Viel mehr noch gilt dies für die Erkältungskrankheiten, da das Coenzym A für die Widerstandskraft der Schleimhäute bei Infektionen sorgt. Besonders die Atemwege sind in der kalten Jahreszeit - wegen der oft eiskalten Luft draußen und der trockenen Luft in den überheizten Räumen - dem Ansturm der Erreger wehrlos ausgeliefert. Hier vermindert eine gute Pantothensäureversorgung die Anfälligkeit.

Gefährlich wird alle paar Jahre die "echte Grippe", auch Virusgrippe oder Influenza genannt, für abwehrgeschwächte Personen. Sie tritt schlagartig mit hohem Fieber, Kopf- und Gliederschmerzen und schwerem Krankheitsgefühl auf. Die häufig auftretende Bronchitis kann dabei infolge der durch die Virusgrippe geschwächten Abwehr leicht zu einer lebensbedrohenden Lungenentzündung werden. "Die Erreger, in diesem Falle Bakterien, können besonders gut angreifen, weil die Grippe die obersten Schleimhautschichten (Epithel) in Teilen des Atemtraktes zerstört" [75]. Eine Domäne der Pantothensäure ist der Schleimhautschutz (Epithelschutz) da sie für den Aufbau dieser Gewebe dringend benötigt wird.
Pantothensäuregaben können in diesen Situationen zweierlei erreichen:

- die Rekonvaleszenz, also die Zeit bis zur Wiederherstellung der Gesundheit nach einer Grippe, kann ver-

---

[75] Schätzl, Hermann, Virus-Spezialist am Max-von-Pettenkofer-Institut, in der Süddeutschen Zeitung vom 29.12.1995.

kürzt werden (sie dauert oft besonders lang und zieht damit weitere Komplikationen nach sich) und

• damit wird gleichzeitig die Gefahr, sich eine weitere Erkrankung in dieser Zeit zu holen, gemindert. Denn gerade in der Zeit nach der Grippe ist das Immunsystem besonders geschwächt und daher der Organismus für weitere Infektionen anfällig.

Interessant ist in diesem Zusammenhang auch, daß sich bei Williams der Hinweis findet, daß bei Pantothensäuremangel eine Rückbildung der Thymusdrüse zu beobachten war. Diese Drüse ist, besonders in der Jugend, sehr wichtig für unsere Abwehr. Hier "gehen die T-Lymphozyten in die Schule", sagt man.

Entzündungen der Schleimhäute

Gemeint sind Entzündungen oder Schädigungen (Läsionen) sämtlicher Schleimhäute des Körpers, die nicht durch einen Erreger, also eine Infektion, hervorgerufen werden.

Für den Aufbau und die normale Funktion der Haut und der Schleimhäute ist das Coenzym A nötig. Deshalb kommt es bei Pantothensäuremangel zu "entzündlichen und degenerativen Veränderungen an den Schleimhäuten" [76]. Gerade die Schleimhäute haben eine hohe Regenerationsrate. Auf allen Stationen unseres langen Schleimhaut"schlauchs", angefangen von den Augen, der Nase, dem Mund und Zahnbereich, Luft- und Speiseröhre, Magen, Darm sowie den Harnwegen kann die Pantothensäure nutzbringend eingesetzt werden. Dies gilt ganz besonders in der Wundheilungsphase nach operativen Eingriffen im Zahn- und Kieferbereich, nach Mandeloperationen oder ähnlichem. Zahnfleischentzündungen, Prothesendruck sowie Entzündungen des gesamten Mund- und Rachenraums sind

---

[76] Schettler, Gotthard, Innere Medizin, 4. Auflage, Thieme, Stuttgart 1976, S. 496.

dankbare Einsatzgebiete. Bei einer chronischen, nicht eitri-
gen Nasennebenhöhlenentzündung war die langfristige und
relativ hohe Pantothensäureeinnahme so erfolgreich, daß
die Nebenhöhlen sich anschließend sonographisch unauffällig darstellten. Der HNO-Arzt war erstaunt.

Als Anwendungsgebiete finden sich bei Pantothensäure-
Lutschtabletten: "akute und chronische Katarrhe der Na-
senschleimhaut, Entzündungen des Rachens sowie des
Kehlkopfes, der Luftröhre, der Bronchialschleimhaut, also
des gesamten oberen Atemtraktes" [77]. Dies gilt ebenso für
Schädigungen der Schleimhaut durch Luftschadstoffe oder
Genußmittelmißbrauch. Durch verschiedenste Einflüsse
aus der Umwelt werden die Schleimhäute in besonderem
Maße strapaziert. Als Beispiel sei nur an die Auspuffgase
mit ihren verschiedensten Reizstoffen und krebserregenden
Substanzen und die höheren Ozonkonzentrationen im
Sommer erinnert. Viele Menschen sind an ihrem Arbeits-
platz hohen Schadstoffbelastungen in der Luft ausgesetzt
(Bäcker, Schreiner, Maler, Lackierer). Ebenso können bei
Antibiotika-Gaben und während der Chemotherapie bei
Krebserkrankungen Pantothensäuregaben als Schleimhautschutz fungieren. Weitere Indikationsbereiche bilden
die Entzündungen der Magenschleimhaut und auch des
Dickdarms. Es finden sich sogar schon bei Roger J. Wil-
liams Hinweise für günstige Wirkungen bei Geschwürbildung im Magen- und Darm-Trakt [78].

---

[77] Beipackzettel für Panthenol-Tabletten, Jenapharm, Jena 1995.
Auf den Beipackzetteln der Bepanthen-Roche-Tabletten von 1984
sowie in der Gebrauchsinformation für Fachkreise dieses Präpa-
rates von 1982 fand sich dieses ebenso. Im Beipackzettel von
1993 heißt es "zur unterstützenden Behandlung der Heilung von
Schleimhautläsionen im Mund- und Rachenbereich"; Hoffmann-
La Roche AG, Grenzach-Wyhlen.
[78] Burgerstein, Lothar: Heilwirkung von Nährstoffen, 4. Auflage,
Haug, Heidelberg 1985, S. 97.

Allergie und Pseudoallergie

Der Wiener Kinderarzt Clemens Peter Johann von Pirquet prägte 1906 den Begriff "Allergie". In der Medizin wird darunter kurz gefaßt "Andersempfindlichkeit" verstanden. In diesem Sinne versteht man unter Allergie: "Die veränderte, d.h. gesteigerte oder verminderte Reaktionsweise des Organismus, im engeren Sinne, die zu krankhafter Immunreaktion (Überempfindlichkeitsreaktion) führende Reaktionsänderung aufgrund einer Sensibilisierung durch ein Allergen [79]." Die Sensibilisierung erfolgt nach einem erstmaligen Kontakt des Organismus mit einem Allergen. Frühestens beim zweiten Kontakt des Organismus mit dem gleichen Allergen, es kann genauso gut auch erst der vierte oder der fünfte Kontakt sein, kommt es zu einer allergischen Reaktion. Diese äußert sich entweder in Juckreiz, Hautrötung, Bläschen oder auch in Quaddeln. Bei Schwindel, Atemnot und allgemeinem Hitzeempfinden droht höchste Gefahr. Dies ist dann schon eine anaphylaktische Reaktion. Sie kann in den Schock münden, wenn nicht schnellstens Hilfe herbeigerufen wird, da akute Lebensgefahr besteht.

Üblicherweise entstammen die Allergene der Natur. Es sind Blütenpollen, Gräser und Hausstaubmilben im Wohnbereich. Manche Menschen reagieren allergisch auf Lebensmittel wie Erdbeeren, Nüsse und Zitrusfrüchte. Allergiker reagieren oftmals auf eine Vielzahl an Substanzen (Allergene) überempfindlich. Die Zahl der Allergiker in der Bevölkerung wird immer größer. Statistisch gesehen leidet in der Bundesrepublik jeder Fünfte an einer Allergie, neueste Zahlen sprechen von 30%. Hierbei dürfte es sich jedoch nicht immer um eine exakt diagnostizierte Allergie handeln, sondern oft "nur" um eine Pseudoallergie (Intoleranz-Reaktion). Landläufig äußern sich die Allergien als Heuschnupfen, allergisches Asthma oder auch als Magen-

---

[79] Roche Lexikon Medizin, Urban & Schwarzenberg , München 1984.

Darm-Beschwerden bei Nahrungsmittelallergien. All diese Erkrankungen laufen vorwiegend als entzündliche Reaktionen an den Schleimhäuten ab.

Das Coenzym A fördert die Entgiftung und Ausschleusung von Stoffwechselabbauprodukten und von Medikamenten. Eine Überlastung dieser Entgiftungsmechanismen vergesellschaftet mit der Disposition für eine Allergie und ein "latenter" Pantothensäuremangel könnte ursächlich für die Allergien sein. In gewissen Situationen kann die körpereigene Abwehr mit einer z.b. massiven Pollenbelastung nicht mehr fertig werden. Da wir heute von so vielen Luftschadstoffen umgeben sind, sind auch unsere Schleimhäute, die sich mit dieser "Außenwelt" auseinandersetzen müssen, besonders strapaziert, so daß hier sehr wohl Zusammenhänge denkbar sind. Die Einnahme von Pantothensäure bewährt sich bei Allergien, denn Mindell empfiehlt in seiner Vitamin Bibel: "Wenn Sie allergisch sind, könnten Sie mit Vitamin B_5 und Vitamin C Erleichterung finden. Versuchen Sie einmal, mit der Nahrung morgens und abends von beiden 1.000mg zu sich zu nehmen"[80].

Die Neurodermitis, auch atopisches Ekzem genannt, basiert häufig auf einer Nahrungsmittelallergie. Die Haut zeigt sich hier als Spiegelbild der Seele und da Menschen mit dieser Erkrankung oft besonders sensibel sind, können sie sich anders nicht abreagieren, möglicherweise stehen sie unter so hohen Belastungen, daß sie gerade auch deshalb in einen Pantothensäuremangel rutschen, denn dies ist letztlich Dauerstreß! Insofern wären hier sowohl innerliche wie auch äußerliche Pantothensäuregaben erforderlich, denn die Haut braucht sie für eine normale Stoffwechselfunktion.

Nahrungsmittelallergien werden auch Pseudoallergien genannt. Hierbei kommt es bei Nahrungsmitteln und zwar

---

[80] Mindell, Earl, Die Vitaminbibel, 6. Auflage, Heyne, München 1991, S. 106.

ganz besonders bei histaminreichen (Fisch, Käse, Rotwein, u.a.) und durch Zusatzstoffe (Konservierungsstoffe, Farben) zu allergischen Beschwerden. Der Unterschied zu den "echten" Allergien besteht darin, daß hier die aufgenommene Menge entscheidend ist. Bei einer Allergie kann schon die kleinste Menge zu schweren allergischen Reaktionen führen, sofern der Organismus schon einmal mit der betreffenden Substanz Bekanntschaft machte. Bei einer Pseudoallergie kann der Betreffende bestimmte Mengen verzehren und erst bei häufigerem Genuß und größeren Mengen ergeben sich Reaktionen. Nach einer gewissen Pause verträgt der Organismus wieder geringe Mengen des Nahrungsmittels, bei einer Allergie wäre dies nicht der Fall.

Auch bei den Pseudoallergien kennt man die genauen Mechanismen und Auslösefaktoren nicht. Es sind nur sehr häufig chemische Stoffe im Spiel, die alle über die Leber entgiftet werden müssen.

Leber

Die Leber ist eine wahre Stoffwechselfabrik. Wollen wir gesund sein und bleiben, sind wir auf eine gute Leberfunktion angewiesen. Die Leber wiegt etwa 1 500g und liegt vorwiegend im rechten Oberbauch hinter den Rippen. Sie ist die größte Drüse unseres Körpers. Die Aufgaben dieses zentralen Stoffwechselorgans sind vorwiegend:

*   Cholesterinsynthese
*   Bildung von Gerinnungsfaktoren
*   Speicherung von Eiweiß, Fett und Zucker (sie hat eine wesentliche Funktion im Kohlenhydrat-, Eiweiß- und Fettstoffwechsel)
*   Abbau der Purinkörper zu Harnsäure
*   Abbau der Eiweißendprodukte zu Harnstoff
*   Bildung von Enzymen und Galle
*   Speicherung von Vitaminen (A, K, B_{12}) und Eisen
*   Unterstützung der Abwehrleistung
*   Um- und Abbau von Hormonen (Östrogene)
*   Entgiftung von Medikamenten und Toxinen.

Die Leber hat eine sehr große Regenerationsfähigkeit und ist sehr reich an Coenzym A. Weitere Organe, die Co A in höherer Konzentration enthalten, sind die Niere, die Nebennierenrinde, der Herzmuskel und das Gehirn.

Entgiftung

Streng gesehen versteht man unter dem Begriff "Entgiftung" zwei verschiedene Möglichkeiten. Im Vergiftungsfall wird ein Gegenmittel (Antidot) gegeben, das die Giftwirkung aufheben soll. Dies nennt man Detoxikation.

Allgemein jedoch wird jene Stoffwechselleistung darunter verstanden, die tagtäglich in unserem Körper abläuft. Die täglich im Körper entstehenden Stoffwechselabbauprodukte, die zugeführten Medikamente und auch Toxine werden "entsorgt": "das durch biochemische Stoffwechselvorgänge erfolgende Unschädlichmachen giftiger Substanzen im Or-

110

ganismus (u.a. in der Leber), meist durch Umwandlung in löslichere, leichter ausscheidbare Verbindungen" [81].

Die dann unschädlichen Substanzen werden über den Gallensaft erst in die kleinsten Gallengänge befördert, zwischengelagert in der Gallenblase, schließlich gelangen die Gallensäuren in den Darm und werden ausgeschieden. Die Substanzen können auch gleich ins Blut gelangen und finden so den Weg über die Niere nach draußen.

In der Leber laufen zahlreiche enzymatische Reaktionen ab, die der Entgiftung dienen. Die Pantothensäure hat über das Coenzym A Anteil an den Entgiftungsvorgängen in der Leber. Das Acetyl-Coenzym A liefert die Acetylgruppen für die als Entgiftung aufzufassenden Acetylierungsreaktionen. Diese Entgiftung in der Leber läuft über die Glucuronsäure. Die Glucuronsäure ist wichtig als sogenannte gepaarte Glucuronsäure, indem sie Verbindungen mit

- Stoffwechselabbauprodukten,
- körperfremden und/oder
- giftigen Substanzen

eingeht. Diese dann wasserlöslichen Glukuronide können über Leber und Niere ausgeschieden werden. Auf diese Weise wird auch das Bilirubin ausgeschieden. Dieser Vorgang ist beispielsweise bei Gallestau (Cholestase) gestört. Letztlich kann das zu Leberschäden führen. Im schlimmsten Fall kann es bei langfristigem Gallestau zu einer Leberzerstörung (biliäre Leberzirrhose) kommen.

Da in Versuchen mit Pantothensäure-Antagonisten eine deutliche Verstärkung der Giftwirkung (Toxizität) beispielsweise bei Streptomycin gezeigt werden konnte, läßt sich dies therapeutisch einsetzen. Die Pantothensäure kann prophylaktisch gegeben werden, um die toxischen Wirkun-

---

[81] Roche Lexikon Medizin, Urban & Schwarzenberg , München 1984.

gen von Medikamenten zu reduzieren. Diese Gefahr besteht vor allem bei älteren Menschen, deren Entgiftungsleistung vermindert ist. Ebenso kann das bei besonders toxischen, aber doch nötigen Medikamenten als Schutztherapie vor Nebenwirkungen oder jedenfalls zur Verringerung von Nebenwirkungen eingesetzt werden.

Diese günstige Wirkung kann bestätigt werden. Eine 75jährige Frau, an schwerer chronischer Polyarthritis erkrankt, erhält die heute gängige sehr aggressive Rheumatherapie von ihrem Rheumatologen. Unter den Medikamenten ist auch ein Chemotherapeutikum und ein morphinhaltiges Schmerzmittel. Andere Medikamente konnten die Krankheit nicht aufhalten und die Schmerzen nicht lindern. Besonders die Leber- und Gallenwerte zeigten nach kurzer Zeit bei Laborkontrollen die toxische Belastung an. Die Gabe einer Kapsel mit 500mg Pantothensäure pro Tag, unter Beibehaltung aller anderen Medikamente, zeigte nach acht Wochen eine deutliche Besserung der Laborwerte an. Sie befinden sich seitdem weitestgehend im Normbereich und die sowieso schon schwer geplagte Kranke verträgt die Rheumatherapie insgesamt recht zufriedenstellend und fühlt sich wohl.

Infolge der weiten Verbreitung der Pantothensäure wird angenommen, daß es keine Mangelzustände gibt. Vor allem ist jedoch zu beachten, daß schon vor dem Auftreten klinischer Symptome biochemische Veränderungen auftreten, z.B. eine Erniedrigung des Coenzym A sowie von Zwischenstufen der Coenzym-A-Synthese[82].

Es ist mit ziemlicher Sicherheit anzunehmen, daß die Versorgung mit Pantothensäure in weiten Kreisen der Bevölkerung nicht ausreichend ist. Sollte sich jedoch solche suboptimale Versorgung über einen längeren Zeitraum hinziehen,

---

[82] Dietl, Hans/Ohlenschläger, Gerhard, Handbuch der orthomolekularen Medizin, Haug, Heidelberg 1994.

ist auch eine Beeinträchtigung der Entgiftungsfunktion wahrscheinlich. Es werden dann langsam gewisse schädliche Substanzen im Körper zurückgehalten, die sich somit im Organismus anhäufen. Dies muß sich zunächst überhaupt nicht auswirken und spürbar sein.

Lebererkrankungen

In der Literatur findet sich häufig als Anwendungsgebiet für Pantothensäure die Hepatopathie.[83] Dieser Begriff bedeutet einfach nur "Leberleiden" und leitet sich aus dem Griechischen ab. Meist handelt es sich hier um eine chronische Hepatitis. Oft kann das nur über eine feingewebliche Untersuchung festgestellt werden, wobei ein Stückchen Leber von außen entnommen wird. (Laparoskopie)
Damit könnte eine Begleittherapie mit Pantothensäure in hoher Dosierung bei der Hepatitis C sinnvoll sein. Dies erscheint umso bedeutsamer, als bei schweren chronischen Leberschäden verringerte "Serum- und Lebergewebespiegel dieses Vitamins gemessen wurden".[84]
Bei einer Hepatose handelt es sich um den degenerativen Umbau des für die Leberfunktion so wichtigen Leber-Parenchyms. Dieser Umbau kann verschiedene Ursachen haben. Es werden genannt:

1. Fehl- oder Mangelernährung und damit Hypovitaminosen
2. Stoffwechselerkrankungen wie Speicherkrankheiten
3. Toxische Schädigung durch Alkohol, Medikamente, Gifte.

Bei all diesen Erkrankungen kommt es langfristig zu einer fettigen Degeneration der Leberzellen. Gerade diese Ent-

---

[83] Höhne, Eberhard, Vitamine, Otto Hoffmann, München 1985, S. 67.
[84] Biesalski, H.K./Schrezenmeir, J./Weber, P,/Weiß, H.: Vitamine, Thieme, Stuttgart 1997, S. 401.

wicklung kann die Pantothensäure günstig beeinflussen[85].
Häufig wird die fettige Degeneration als Symptom bei Pantothensäuremangel beschrieben. In Versuchen mit Anti-
vitaminen konnte gezeigt werden, daß es zur "Fettigen Infiltration der Leberzellen" [86] kommt, wenn die Pantothensäure fehlt. Letztlich kommt es dann zur Fettleber

Die Ursachen für Hepatosen können vielschichtiger Natur
sein. Eine hiervon ist, wie oben gezeigt, Vitaminmangel.
Allerdings dürfte dies heute häufiger der Fall sein, als allgemein angenommen. Denkt man an die vielfältigen Aufgaben der Pantothensäure im Stoffwechsel, ist schnell ein
erhöhter Bedarf in besonderen Situationen erreicht. Dies ist
sicherlich auch immer dann der Fall, wenn die Leber vermehrte Entgiftungsleistungen zu vollbringen hat, so beispielsweise bei Medikamenteneinnahme.

Alkohol kann zu wesentlichen Störungen im Pantothensäu-
restoffwechsel führen. Bei Alkoholikern findet sich häufig
eine gestörte Umwandlung von Pantothensäure in Coenzym A und eine erhöhte Harnausscheidung von Pantothensäure[87].

Jahrelanger hoher Alkoholkonsum führt nach längerer Zeit
zur fettigen Degeneration der Leberzellen, später weiter zur
Leberzirrhose. Es gibt jedoch auch viele andere Erkrankungen, die nach längerer Zeit zur Fettleber führen können. Bei
zu hohem Kalorienangebot kommt es zuerst zu Übergewicht bzw. Fettleibigkeit und im Gefolge zu einer Fettleber

[85] Schettler, Gotthard, Innere Medizin, 4. Auflage, Thieme, Stuttgart, 1976.
[86] Gross/Schölmerich: Lehrbuch der Inneren Medizin, F.K.
Schattauer, Stuttgart, 5. Auflage 1977.
[87] Bayer, Wolfgang/Schmidt, Karlheinz: Vitamine in Prävention
und Therapie, Hippokrates, Stuttgart 1991.

Fettstoffwechselstörungen

Fettstoffwechselstörungen können sich auf verschiedene Art und Weise äußern. Bei jahrelanger fett- und kalorienreicher Ernährung kommt es zu Übergewicht und damit meist zwangsläufig zu weiteren Erkrankungen. Wenn die tägliche Kalorienaufnahme nicht im Einklang mit dem steht, was der Organismus verbraucht, lagern sich die überflüssigen Kalorien als Fettpolster ab. Diese Fettpolster sind nicht nur äußerlich sichtbar, sondern sind auch in den inneren Organen vorhanden. Die Fetteinlagerungen in den verschiedenen Organen mindern deren Stoffwechselleistungen. Am bekanntesten ist hier die Fettleber. Aber auch andere Krankheiten, wie der Diabetes mellitus werden begünstigt. Durch hohe Blutfettwerte werden die Gefäße geschädigt, damit die Arteriosklerose gefördert, es kommt zu Bluthochdruck (Hypertonie), weiterhin werden so dem Schlaganfall und dem Herzinfarkt der Weg bereitet.

Eine Fettleber ist gekennzeichnet "durch übermäßigen Fettgehalt des Leberparenchyms (Fettablagerung in Tröpfchenform), resultiert aus vermehrtem Fettangebot (als Nahrungsfett oder aus Fettdepots), gesteigerter körpereigener Fettbildung (Fettbiosynthese), Störungen des oxidativen Fettsäurenabbaus oder aus Abtransportstörungen (bei Lebererkrankungen)" [88]
Die Leber ist dann teigig weich, manchmal vergrößert und sieht infolge der Fetteinlagerung gelblich verfärbt aus. Die Ursachen können ganz verschiedene sein:

- Fettsucht
- Eiweißmangel, weniger in Europa, aber in Entwicklungsländern
- Diabetes mellitus
- Chronischer Alkoholismus.

---

[88] Roche Lexikon Medizin, Urban & Schwarzenberg , München 1984.

Sie kann jedoch auch die Folge von Lebergiften sein, vorkommen bei Sauerstoffmangel durch Anämie, aber auch bei Herz- und Kreislaufschwäche. Die heute allgemein als zu fettreich angesehene Ernährung ist bei vielen das Hauptübel. Die täglich aufgenommene Fettmenge sollte nach Ansicht von Ernährungsexperten 30% der gesamten Kalorienmenge nicht überschreiten. Dabei sind besonders auch die versteckten Fette, wie in Wurst, Käse, Süßigkeiten und Knabbereien vorhanden, mitzurechnen.

Mit einer hohen täglichen Pantothensäuregabe kann eine Fettleber, bei gleichzeitiger Alkoholabstinenz, in sieben Wochen fast völlig zur Rückbildung gebracht werden. Dazu wurden lediglich noch niedrige Dosen anderer B-Vitamine gegeben. Nach sieben Wochen waren per Sonographie nur Reste der ehemals deutlich ausgeprägten Fettleber zu erkennen. Das bestätigt die vielen Berichte in der Literatur über die günstige Wirkung der Pantothensäure bei fettiger Infiltration der Leber. In das Gleichgewicht des Fettab- und -aufbaus greift auf mehreren Etagen die Pantothensäure ganz wesentlich ein. Das Vitamin zählt damit auch "zu den Ankurblern der Lipolyse, der Fettfreisetzung aus den Adipozyten (Fettzellen). In der Körperzelle findet es sich dann wieder, um bei der Fettverbrennung mitzuhelfen." [89]. Weitverbreitet sind heute in der Bevölkerung erhöhte Blutfettwerte. Man nennt dies Hyperlipidämie. Dabei kommen erhöhte Triglyzerid-Werte meist aus fettreicher Nahrung und diese sind noch am leichtesten diätetisch in den Griff zu bekommen. Hohe Cholesterinwerte dagegen werden mit der Arteriosklerose in Zusammenhang gebracht. Meist versteht man darunter den Gesamtcholesterinwert, der sich in das LDL- und das HDL-Cholesterin aufspaltet. Das HDL-Cholesterin gilt als das mit dem "Heiligenschein", weil es eine schützende Rolle ausübt, wenn der Wert eine bestimmte Höhe im Blut erreicht. Dagegen sollte das "böse", das LDL-Cholesterin möglichst niedrig sein, weil es die Ar-

---

[89] Oberbeil, Klaus, Fit durch Vitamine, 7. Auflage, Südwest, München 1994, S. 48.

teriosklerose fördert. Auch in diese Vorgänge kann die Pantothensäure hilfreich eingreifen: "Bei sehr hohen Dosen (1g/Tag) wurden Cholesterin und Triglyzeride gesenkt und HDL-Cholesterin erhöht" [90].

---

[90] Dietl, Hans/Ohlenschläger, Gerhard, Handbuch der orthomolekularen Medizin, Haug, Heidelberg 1994.

Bindegewebe und Knorpel

Der eigentliche Ursprung des gesamten Buches liegt in dem Satz begründet: Unter Pantothensäuremangel kommt es zu "Störungen des Wachstums und der Knorpelbildung". Diesen Satz fand ich 1980 in dem Standardlehrbuch der Inneren Medizin von Gotthard Schettler in der Auflage von 1976 auf Seite 496. Damals war ich auf der Suche, was mir bei meinen Gelenkbeschwerden weiterhelfen könnte. In der Ausgabe von 1990 fehlt das Kapitel über die Vitamine (10 Seiten), es mußte wohl Wichtigerem oder Modernerem weichen.

Die Pantothensäure ist über das Coenzym A und die "aktivierte Essigsäure" für viele enzymatische Stoffwechselvorgänge äußerst wichtig. Das Coenzym A ist über die "Acetylierung von Aminozuckern" am Aufbau der Mukopolysaccharide, der Hyaluronsäure und an den mesenchymalen Gerüstsubstanzen beteiligt[91]. Aminozucker sind Verbindungen zwischen Aminosäuren und Monosacchariden, den kleinsten und einfachsten Einheiten der Zucker. Acetylierung von Aminozuckern bedeutet dann, daß Aminogruppen über eine Kopplung mit Acetylgruppen in einer chemischen Reaktion diese Mukopolysaccharide entstehen lassen. Mukopolysaccharide sind wichtige Bausteine von Knorpel und Bindegewebe. Das komplizierte Wort Mukopolysaccharide möchte ich zum besseren Verständnis in seine Einzelteile aufgliedern. Mukos leitet sich ab von mucin, das heißt Schleim, poly bedeutet viel und saccharide sind Zucker. Aus den Mukopolysacchariden entsteht auch die Hyaluronsäure, die in der Grundsubstanz des Bindegewebes bedeutsam ist. Die Hyaluronsäure bildet die Gelenkschmiere im Gelenk. Über diese Syntheseleistungen ergibt sich somit die günstige Wirkung der Pantothensäure bei Arthritis und altersbedingten Gelenkbeschwerden.

---

[91] Höhne, Eberhard, Vitamine, Otto Hoffmann, München 1985, S.65.

Das Bindegewebe heißt auch Mesenchym. Es ist das Gewebe, das alle Organe umkleidet und uns sozusagen auspolstert. Das Bindegewebe kann straff oder elastisch sein, aber auch fest oder sehr weich und sogar fast flüssig, wie beispielsweise in den Gelenkkapseln, wo es mit Hilfe der Hyaluronsäure die Gelenkschmiere bildet. Aus Bindegewebe bestehen weiterhin unsere Sehnen und Bänder und Teile der Gefäßwände. Das Gewebe zwischen den lebenswichtigen Organen, wie Herz, Leber, Nieren besteht ebenfalls aus Bindegewebe. Es verbindet alles in uns, es ist also ein Bindegewebe im wahrsten Sinne des Wortes.

So verwundert es auch keineswegs, daß ein Pantothensäuremangel im Bereich dieser Gewebe weitreichende Folgen haben kann. Weil viele Menschen im Alter sich mangelhaft ernähren, haben "rund ein Drittel aller alten und älteren Menschen zu wenig Pantothensäure im Blut. Wenn die dann morgens steif aus dem Bett steigen, wenn sich Arme und Beine wegen Gelenksteife und Arthritis nur mühsam und auch schmerzhaft bewegen lassen, dann spricht viel für einen Mangel an Pantothensäure. Bei klinischen Untersuchungen stellt sich immer wieder heraus, daß Patienten mit Arthritis viel zu niedrige Pantothen-Werte haben. Hohe Gaben des Vitamins können Schmerzen und Beschwerden in etwa sieben bis 14 Tagen abklingen lassen." [92] Insgesamt kann ich das nur bestätigen. Nach langjähriger, teilweise recht hoher Einnahme von Pantothensäure, kenne ich keine Morgensteifigkeit.Seit Jahren nehme ich keine Schmerzmittel sondern nur mal mehr mal weniger auch andere Vitamine und Mineralien ein. Um deutliche Besserungen zu erreichen sollte die Einnahme an Pantothensäure bei rheumatischen Beschwerden nicht zu niedrig gewählt werden. So findet sich auch bei Mindell in der Vitaminbibel die Angabe: "Eine Tagesmenge von 1 000mg hat sich bei

---

[92] Oberbeil, Klaus, Fit durch Vitamine, 7. Auflage, Südwest, München 1994, S.45.

der Linderung von Schmerzen in einigen Fällen von Arthritis als recht wirksam herausgestellt".[93] Natürlich kann die Pantothensäure eine Polyarthritis nicht alleine heilen oder lindern, dazu ist diese Krankheit viel zu kompliziert. Hierzu bedarf es vieler weiterer "Mitspieler" bzw. anderer Substanzen und Therapien . Rückblickend kann ich jedenfalls sagen, daß das Vitamin B_5 in meiner eigenen Therapie seit 1980 einen hohen Stellenwert hatte. Da dieses Vitamin jeden Tag wieder ausgeschieden wird, benötigt es der Körper auch jeden Tag neu. So sollte es im Erkrankungsfall, dies gilt besonders für chronische Erkrankungen, längerfristig in höherer Dosis eingenommen werden. Aus den vielen Funktionen, die dieses Vitamin in unserem Abwehrsystem hat, geht schon hervor, daß es sicherlich in bestimmten Situationen zu einem, oft unbemerkten Mangel im Körper kommt. Dabei leiden dann besonders auch das Bindegewebe und der Knorpel unter einem Mangel, denn sie benötigen die Pantothensäure zu ihrem Aufbau. Doch diese Gewebe sind für uns nicht so lebensnotwendig wie andere Organe. Es kann deshalb gut sein, daß sich über die Jahre gesehen die unzureichende Aufnahme an Vitalstoffen aus der Nahrung gerade besonders ungünstig auf unseren Bewegungsapparat auswirkt. Bei jedem Infekt wird das Vitamin verbraucht, unsere Existenz hängt davon schließlich ab, doch für den Bewegungsapparat bleibt dabei immer weniger übrig; er gerät in eine Minus-Bilanz an diesem Vitamin. Dies zeigt sich im Alter dann unweigerlich an den bekannten degenerativen Gelenkbeschwerden.

Mit einer nur geringfügig höherer Tagesdosis an Pantothensäure, dies dann aber langfristig, könnte man so manchen degenerativen Erscheinungen vorbeugen. "Eine tägli-

---

[93] Mindell, Earl, Die Vitaminbibel, 6. Auflage, Heyne, München 1991, S.55.

che Einnahme von 25-50mg Pantothensäure soll helfen, Arthritis zu vermeiden".[94]

Auch der Knorpel ist kein so starres und unbeeinflußbares Gewebe wie immer angenommen wird. Der Knorpel überzieht die Knochenenden, ist sehr glatt und sorgt damit für ein reibungsloses Gleiten der Gelenke bei Bewegung. Er wird umspült von der Synovialflüssigkeit, die ihn ernährt und damit als Schmiermittel dient. In den Knorpel reichen keine Blutgefäße hinein, und so leidet er auch besonders, wenn die ihn umspülende Gelenkflüssigkeit in ihrer Zusammensetzung gestört ist. Dies ist bei den entzündlich-rheumatischen Erkrankungen fast immer der Fall. Auch die das Gelenk umgebende Synovia, die Gelenkinnenhaut, ist an diesen Prozessen beteiligt. Das Gewebe ist dann entzündet, es schwillt an und dies macht die Bewegungen so schmerzhaft. Hier greift auch die Pantothensäure ein, weil sie die Aufbaustoffe liefert.

"Der Gelenkknorpel ist heute allgemein als ein dynamisches Gewebe mit regem Stoffwechsel und sehr großer Regenerationsfähigkeit anerkannt. Die Degenerationsvorgänge werden von unphysiologischen lokalen Belastungen, lokalen Ernährungsstörungen und Wirkungen der Enzyme verursacht. Alle diese Faktoren sind für die Degradierung der Mukopolysaccharide der Grundsubstanz verantwortlich. Der degenerative Gelenkrheumatismus ist also eine dystrophische Allgemeinerkrankung des Mesenchymalgewebes".[95]

---

[94] Burgerstein, Lothar: Heilwirkung von Nährstoffen, 4. Auflage, Haug, Heidelberg 1985, S. 97.
[95] Hauss, W.H./Gerlach, U.: Rheumatismus und Bindegewebe, Steinkopff, Darmstadt, 1966, S. 10.

Nerven

Die Pantothensäure gehört zur Gruppe der B-Vitamine, sie wird auch Vitamin B_5 genannt. Von den B-Vitaminen ist bekannt, daß sie wichtig für das Nervensystem sind. Besonders gilt das für die Vitamine B_1, B_6 und das Vitamin B_{12} sowie die Folsäure. Diese sind oftmals in den Präparaten mit der Bezeichnung "Neuro" anzutreffen. Das Vitamin B_{12} ist u.a. wichtig für die Reifung der roten Blutkörperchen. Es führt bei einem Mangel zu neurologischen Störungen im Rahmen einer perniziösen Anämie.

Die Pantothensäure ist über ihr Coenzym A nötig, um aus Cholin das Acetylcholin aufzubauen. Das Acetylcholin ist ein Transmitter, das ist ein Überträgerstoff in unserem Nervensystem. Dieser Stoff muß vorhanden sein, sonst können unsere Nerven nicht "funken".
Cholin befindet sich zusammen mit Inosit im Lecithin und dieses wiederum findet sich im Eigelb. Hier sind also sinnvollerweise von der Natur schon die Pantothensäure und das Cholin vergesellschaftet.
Unser Nervensystem reagiert mittels zweier Systeme, die sich gegenseitig ergänzen und zusammenspielen, dem Parasympathikus (Vagus) und dem Sympathikus. Sind wir erregt und im Streß, dann ist der Sympathikus vorwiegend beteiligt, er bringt uns in Schwung. Der Parasympathikus vermittelt uns die anschließend folgende Ruhephase. Damit diese Übermittlung jeweils funktioniert, ist neben Adrenalin auch das Acetylcholin nötig.

Das Acetylcholin spielt eine wichtige Rolle in der Übermittlung der Funktionen unserer Gehirnnerven. Diese Nerven entspringen in der Tiefe unseres Gehirns. Darunter sind der Sehnerv, der Riechnerv, der Gesichtsnerv (Fazialis) und der Trigeminus; letzterer ist vielen von schlimmen Gesichtsschmerzen her bekannt. Das Acetylcholin ist als Neurotransmitter wirksam an cholinergen Synapsen. Synapsen sind die Umschaltstellen im Nervensystem. Hier wird mittels

Bläschen, die in diesen Synapsen sitzen, der Neurotransmitter von einem auf den nächsten Nerv übertragen. Nur so können die Impulse von Nerv zu Nerv weitergeleitet werden. In einem großen Teil des Nervensystems ist hier das Acetylcholin nötig. Ohne diese Nerven können wir nicht schmecken oder schlucken. Der Vagus gehört hier auch noch dazu. Er steuert unsere Verdauungsvorgänge; wenn er nicht arbeitet, fließen weder Speichel noch Verdauungssäfte. Die Darmbewegungen werden gehemmt, es kommt zu Motilitätsstörungen im Magen-Darm-Trakt. Neurotransmitter sind auch für die Übertragung von Nervenimpulsen auf die Muskeln und damit für die Muskelfunktion nötig.

Die Pantothensäure bewährt sich bei der Darmatonie, dies ist eine Störung der Darmpassage durch Erschlaffung des Darms. Sie kommt gelegentlich nach operativen Eingriffen vor.

So wird auch als weiteres Anwendungsgebiet die Obstipation (Stuhlverstopfung) angegeben, die über diesen Mechanismus zustandekommt. Sogar der paralytische Ileus wird genannt. Dies ist ein Darmverschluß aufgrund einer Nervenschädigung und darauf folgender Darmlähmung. Bei einem Darmverschluß durch mechanische Ursachen hilft die Pantothensäure natürlich nicht.

Bei Pantothensäuremangel kann es zu gastro-intestinalen Störungen, auch zu Erbrechen, also insgesamt zu Motilitätsstörungen des Magen-Darmtraktes kommen.

Als Mangelsymptome können sich weiterhin zeigen: Ausfallserscheinungen im Nervensystem in Form eines Schweregefühls, Parästhesien und Sensibilitätsstörungen der peripheren Nerven.

Parästhesien sind Fehlempfindungen wie Kribbeln, Pelzigwerden, Einschlafen der Hände und Ameisenlaufen, dies kann sogar Schmerzcharakter annehmen. Auf diesem Gebiet wird immer wieder das Syndrom der "brennenden Füße", das "Burning feet-Syndrom" genannt. Genauer versteht man darunter: "nächtliche, (bei Bettwärme auftretende und durch Kühlung linderbare Anfälle) schmerzhaftes Brennen der Füße".[96]

Es kann dabei auch zur Schweißbildung und zu Schuppen auf der Haut kommen. Vermutet wird hier seit langem, daß es ein Mangel an B-Vitaminen ist und zwar an Pantothensäure, Nikotinamid und B_1. Diese Erscheinungen finden sich besonders bei unterernährten Völkern, wobei sich die Symptome nach Beseitigung der Hypovitaminose zurückbilden. Hierzulande sind dies meist Folgeerscheinungen von Stoffwechselerkrankungen wie Diabetes mellitus und Lebererkrankungen.

Bei der experimentellen Erzeugung eines isolierten Pantothensäuremangels mittels eines Pantothensäure-Antagonisten, also eines Stoffes, der die Wirkung des Vitamins aufhebt, ergaben sich folgende Symptome[97]:

• "Brennende Hautsensationen,
• Erbrechen,
• Depressionen,
• Müdigkeit,
• Schlaflosigkeit,
• Kopfschmerzen,
• sowie neuromotorische Störungen im Sinne von Parästhesien der Extremitäten,
• Krämpfe und
• Reflexstörungen.

Außerdem ergaben sich auch Hautschäden und eine schlechte Wundheilung."

Durch hohe Dosen von Pantothensäure verschwanden diese Symptome wieder.

---

[96] Roche Lexikon Medizin, Urban & Schwarzenberg , München 1984.
[97] Bayer, Wolfgang/Schmidt, Karlheinz: Vitamine in Prävention und Therapie, Hippokrates, Stuttgart 1991.

Schon bei Williams finden sich Hinweise, daß Pantothensäuremangel zu Myelindegeneration führt und ebenso zu
Schädigungen des Rückenmarks. Beides hat mit der Ner-
venfunktion zu tun. Das Myelin umhüllt den Nerven und bei
Schädigung wird die schützende Fettstruktur zerstört und
damit zu anderen Fettsubstanzen (Neutralfette) abgebaut.
Dies geschieht an den Markscheiden der peripheren Nerven durch Verletzung, Entzündung und durch Gifte der ge-
schädigten Leber.

Vor einigen Jahren noch fand sich als Anwendungsgebiet
für Pantothensäure in der Neurologie, daß sie versuchswei-
se bei "Hemmungen feiner Bewegungen"[98] bei Mattigkeit
und bei Empfindungsstörungen an Händen und Füßen, wie
beispielsweise Kribbeln und Schmerzen, eingesetzt werden
kann. Heute findet sich keine Aufteilung mehr in einzelne
Fachgebiete der Medizin.
Es findet sich nur noch der Hinweis "durch Pantothensäuremangel bedingte anfallsweise auftretende schmerzhafte
Empfindungsstörungen der Füße" (Burning-feet Syndrom).

Es kann jedenfalls nur bestätigt werden, daß die Pantothensäure als Hochdosistherapie bei schmerzhaften neurologischen Zuständen, bei Herpes zoster (Gürtelrose),
noch dazu im Gesicht und im Bereich des Trigeminus als
"Medikament" sehr wirksam ist. Es wurde mir bekannt, daß
in diesem Fall bei gleichzeitigem therapeutischen Einsatz
eines gängigen virushemmenden Medikamentes (Aciclovir),
Vitamin B_{12}-Injektionen und Pantothensäure, drei Wochen
nach Krankheitsbeginn und zwei Wochen nach Therapie-
beginn keinerlei neuralgische oder sonstige Beschwerden
noch vorhanden waren. Die Bläschen heilten komplikati-
onslos ab. Wer weiß, wie lange oft nach dieser Erkrankung
noch Schmerzen bestehen bleiben, die jeder Behandlung

---

[98] Beipackzettel: Bepanthen Roche Lutschtabletten 1984.

trotzen, kann dies nur als sehr günstiges Ergebnis einschätzen und auch anderen Patienten wünschen.

Gehirn

Das Gehirn ist unser stoffwechselaktivstes Organ. Es verbraucht 20% des Grundumsatzes unseres Stoffwechsels und hat damit den höchsten Sauerstoff- und Energieverbrauch und dies bei einem Anteil von 2% am gesamten Körpergewicht. Die Pantothensäure "sorgt für das Wachstum und die normale Entwicklung des zentralen Nervensystems".[99]

Das Zentralnervensystem (ZNS) gliedert sich in das Gehirn und das Rückenmark, ohne diese sind die Funktionen des Gehirns nicht auszuführen, weil hier die Nervenbahnen verlaufen. Schon bei Roger J. Williams finden sich Hinweise, daß Mangel an Pantothensäure zu Schädigung des Rückenmarks, zu unkoordiniertem Gehen und sogar zum Verlust des Erinnerungsvermögens führt.

Die Pantothensäure ist auch nötig zur "Verwertung der Paba (Paraaminobenzosäure) und Cholin. Aus Cholin wird über die Pantothensäure mittels des Acetyl Coenzym A der für das Gehirn so wichtige Neurotransmitter Acetylcholin. Da das Gehirn so stoffwechselaktiv ist, benötigt es auch besonders viel an Pantothensäure, um all seine vielfältigen Leistungen vollbringen zu können. Ein Vitaminmangel zeigt sich so oft zuerst in nervösen Symptomen. Das Acetylcholin hat u.a. für uns auch die so angenehme "stimmungsaufhellende" Wirkung. "Diese Neurotransmitter spielen deshalb eine so wichtige Rolle im Gehirn und Nervensystem, weil über sie alle Denksignale und Gefühlsempfindungen verlaufen. Zu diesem Zweck ist die Konzentration von B_5 gerade in Gehirnzellen sehr hoch. Innerhalb von 24 Stunden kann Pantothensäure das Gehirn regelrecht auffrischen, Zerstreutheit, Zweifel, Gedächtnisschwäche, Konzentrationsmangel, Lernschwäche und leichte depressive Ver-

---

[99] Mindell, Earl, Die Vitaminbibel, 6. Auflage, Heyne, München 1991, S. 54.

stimmungen beseitigen".[100] Basis solcher Erkenntnisse sind beispielsweise die experimentelle Erzeugung eines Pantothensäuremangels, indem man einen Antagonisten dieses Vitamins verabreichte. Dabei ergaben sich Müdigkeit, Depressionen, aber auch Schlaflosigkeit. Verabreichte man diesen Personen wieder hohe Dosen des Vitamins, verschwanden die Symptome.

Depressionen sind heute in der Bevölkerung sehr weit verbreitet. Sie könnten letztlich die Folge eines Pantothensäuremangels sein oder doch zumindest dadurch begünstigt werden. Dieser Schluß liegt um so näher, als besonders ältere Menschen davon betroffen sind. Obgleich jedoch auch jüngere davon nicht verschont bleiben, was die Selbstmordstatistik deutlich aussagt. Die überall zu lesende Behauptung, an diesem Vitamin gäbe es keinen Mangel in der Bevölkerung, fällt nach genauerer Betrachtung in sich zusammen. Angesichts der weit verbreiteten Ernährung mit verfeinerten Lebensmitteln, Weißmehl, vielen Süßigkeiten, Kaffee und Alkohol ist oft nicht einmal die minimale Vitaminversorgung gedeckt. In Weißbrot, Nudeln, aber auch in Konserven und vielen anderen heute verzehrten Lebensmitteln findet sich keine, oder nur eine sehr geringe Menge dieses Vitamins.

"Vor allem ältere und alte Menschen sind davon besonders betroffen. Sie sind oft nicht in der Lage, frische Nahrungsmittel zu kaufen, sondern ernähren sich von Lebensmitteln die sich im Regal, im Kühlschrank oder in der Kühltruhe lange lagern lassen: Sie essen weniger, nehmen entsprechend geringere Anteile an lebensnotwendigen Nährstoffen auf und lassen nicht selten noch viel auf dem Teller liegen. Deshalb haben rund ein Drittel aller älteren und alten Menschen zuwenig Pantothensäure im Blut".[101]

---

[100] Oberbeil, Klaus, Fit durch Vitamine, 7. Auflage, Südwest, München 1994, S. 45.
[101] Oberbeil, Klaus, Fit durch Vitamine, 7. Auflage, Südwest, München 1994, S. 45.

Gleichzeitig leiden viele ältere Menschen auch an Schlaflosigkeit und dies stützt weiter die Behauptung, daß ein Mangel weiter verbreitet ist als angenommen. Mindell empfiehlt
in seiner Vitamin-Bibel folgendes gegen Schlaflosigkeit: "Es
gibt Alternativen, die manche Ärzte und ernährungsbe-
wußte Patienten ausprobieren, bevor sie zu chemischen
Mitteln greifen.
Inosit und Pantothensäure anstelle von Schlafmitteln: Dr.
Robert C. Atkins, der auch die nach ihm benannte Diät
entwickelt hat, läßt seine Patienten Pantothensäure und
etwa 2000 mg Inosit als Schlafmittel anstelle von Barbitu-
raten ausprobieren".[102]

Damit unser Gehirn optimal funktionieren kann, braucht es
neben der Pantothensäure auch Glucose, von der es sich
ernährt und auch alle anderen B-Vitamine. Diese Vitamine
sind alle notwendig um diese Stoffwechselabläufe zu gewährleisten. Besonders wichtig ist in diesem Zusammenhang auch eine ausreichende Versorgung mit Vitamin B_1,
da es besonders im Verbund mit der Pantothensäure wichtig ist. Ein Mangel an Vitamin B_1 kann auch Gedächtnis-
schwund begünstigen. Trotzdem scheint es, daß mengen-
mäßig die Pantothensäure, was aus ihrer Vielseitigkeit im
Stoffwechsel erklärbar ist, auch für unsere geistigen Fähigkeiten den höchsten Stellenwert besitzt. Nach Oberbeil ga-
rantiert sie uns geistige Frische und Konzentrationsfähig-
keit.

---

[102] Mindell, Earl, Die Vitaminbibel, 6. Auflage, Heyne, München
1991.

Haut

Die Haut als unsere äußere Hülle schirmt uns vor den schädigenden Einflüssen der Umwelt ab. Ihre Unversehrtheit ist für unsere Gesundheit lebensnotwendig. Die Haut ist nicht nur unsere Hülle und damit auch entscheidend für unser Aussehen, sie ist ein Organ und hat weitere Funktionen. Sie steht unter anderem in enger Verbindung mit unserem Immunsystem.

Meist bemerken wir erst wie wichtig sie für uns ist, wenn sie nicht mehr intakt und heil ist. Erst ein Ausschlag oder eine Verletzung läßt uns aufmerksam werden, weil wir sie spüren, weil sie uns schmerzt und uns manchmal sogar in der Beweglichkeit behindert.

Bei der Haut handelt es sich um ein Epithelgewebe, dies ist ein Deckgewebe, das in einer oder mehreren Schichten unsere Körperoberfläche und auch die inneren Hohlorgane lückenlos überzieht. Dieses Epithel ist ein Stoffwechselorgan und kann verschiedene gelöste Stoffe aufnehmen oder absondern, damit reguliert sie unseren Wärmehaushalt.

In einer gesunden Haut vollzieht sich die Wundheilung problemlos. Diese Reparatur, genannt Epithelisierung, läuft in verschiedenen Phasen ab und ist der Medizin seit langem bekannt. "Bei gesunden Menschen verläuft die Heilung nach einem festen Muster: Zunächst strömt Blut in die Wunde. Dann verengen sich die Gefäße allmählich, bis schließlich ein Blutgerinnsel die Blutbahn an dieser Stelle wie ein Korken verschließt. Ein Verklumpen der Blutplättchen (Thrombozyten) leiten diesen Prozess ein, Wundschorf bildet sich.

Unter dessen harter Kruste werden abgestorbene Zellen oder Zelltrümmer abtransportiert. Neue winzige Blutgefäße entstehen und um sie herum langsam ein Bindegewebe. Mediziner nennen das Granulation. Seitlich wachsen Hautzellen nach und verschließen die Wunde. In das neugebildete Gewebe sprießen dann kleine Blutgefäße. An der Hautoberfläche bleibt meist nur eine Narbe zurück." [103]

Erst wenn die Wundheilung nicht normal verläuft, wird es schwierig. Dies ist beispielweise bei großflächigen, chronischen Wunden der Fall. Früher glaubte die Medizin, daß eine trockene Wunde besser heilt, heute zeichnet sich eher das Gegenteil ab. Man versucht bei solchen chronischen Wunden die Granulation anzuregen. Jedoch weiß man nicht genau welche Substanz für welche Funktion verantwortllich ist. So kennen die Mediziner schon viele Wachstumsfaktoren, die sie aus dem Blut isolieren können, doch haben diese alle unterschiedliche Funktionen in der Wundheilung. Ein spezieller Wachstumsfaktor fördert beispielsweise das Wachstum von Hautzellen, Muskeln und Sehnen, hemmt dafür aber die Granulation. Das Zusammenspiel der verschiedenen Wachstumsfaktoren ist für die Medizin trotz aller anderen Kenntnisse immer noch rätselhaft.

"Eine echte Wundheilungsförderung mit statistisch signifikanter und klinisch relevanter Förderung von Granulation und Epithelisation ist mit pharmakologisch wirksamen Mitteln nur schwer zu erreichen. Es gibt eine außerordentlich große Anzahl verschiedenster Präparate auf dem Markt, von denen nur wenige Daten vorliegen, die einen solchen Effekt belegen können. Eine optimale Wundheilung zu erzielen bedeutet, die Wunde in ihrem Heilungsablauf nicht zu stören bzw. störende Mechanismen zu vermeiden, um keine Wundheilungshemmung zu bewirken. Viele Wundheilungsmittel sind Wundheilungsverzögerer".[104]
Eine der wenigen Substanzen, die sich in der Wundheilung bewähren, ist die Pantothensäure. "Von Wunden wird Dexpanthenol gut resorbiert, wie dies Untersuchungen mit Triti-

---

[103] Filser, Hubert: Das Rätsel der Wundheilung, Süddeutsche Zeitung, 26. 6. 1997.
[104] Wiedner und Ziegenmeyer: Dermatika, Wiss. Verlags-Ges. mbH, Stuttgart, S. 136.

um-markierten Panthenol zeigen konnten. Experimentelle Untersuchungen sowohl beim Tier als auch beim Menschen ergaben nach externer Anwendung von 5%-igem Dexpanthenol eine Beschleunigung der Epithelisation. Eine Hemmung konnte in keinem Falle festgestellt werden."[105]

Schon seit langem gilt das Gebiet der Wundheilung als eine Domäne der Pantothensäure. Sie spielt eine wesentliche Rolle für den Aufbau und die normale Funktion der Haut. Aus experimentellen Untersuchungen geht hervor, daß sie für die Epithelisierung unverzichtbar ist. Durch die Gabe eines Pantothensäure-Antagonisten wurde künstlich ein isolierter Mangel dieses Vitamins erzeugt. Darauf ergaben sich Hautschäden und es kam zu einer schlechten Wundheilung. Anschließend verschwanden diese Symptome durch hohe Dosen an Pantothensäure wieder. Es könnte gut möglich sein, daß die Pantothensäure für eine Reihe der Wachstumsfaktoren im Stoffwechsel der Haut benötigt wird.
In der Literatur wird die günstige Wirkung der Pantothensäure bei den unterschiedlichsten Hautschäden beschrieben. Sie hilft beim Wundliegen bettlägeriger Patienten. In der Fachsprache nennt man dies Dekubitus, der dem Pflegepersonal viele Probleme bereitet und für die betroffenen Patienten sehr unangenehm und schmerzhaft ist. In der äußerlichen Anwendung ist sie auch bewährt bei Geschwüren (Ulcera) und den Ausschlägen der Säuglinge im Bereich der Windeln (Windelerytheme). Schürfwunden, kleinere Brandwunden, sowie alle Arten von Bagatellverletzungen sind ein dankbares Einsatzgebiet für sie. Als Wund- und Heilsalbe ist die Pantothensäure den meisten bekannt, schon nach kurzer Zeit wird hier ihre positive Wirkung spürbar.
Bei allen Arten von operativen Eingriffen fördert sie die Wundheilung, dies auch besonders bei Zahnextraktionen und Mandeloperationen. Einsetzen kann man hier eine Lö-

---

[105] Ebd.

sung oder Salben. Bei entzündlichen Erkrankungen der Augen (Bindehautentzündung) oder der Nase gibt es ebenfalls spezielle Salben.

Um unserer Schönheit zu dienen, wird sie vielen Hautcremes, Haarwässern und Shampoos beigesetzt. In der Dermatologie wird die Pantothensäure allgemein bei Epithelschäden eingesetzt, so "zur Verhütung und Behandlung von Hautentzündungen durch Strahleneinwirkung (Röntgenstrahlen, Sonnenbrand)".[106] Die Zugabe von Pantothensäure zeigte sowohl in Zellkulturen die günstige Wirkung (höhere Fibroblastenzahl, diese Zellen dienen dem Bindegewebsaufbau) als auch bei Gabe lokal auf die Haut eine bessere mechanische Widerstandsfähigkeit der neugebildeten Hautstellen. Diese Eigenschaften lassen sich besonders bei verschiedenen dermatologischen Störungen einsetzen. Die gereizte Haut bei Neurodermitis (atopisches Ekzem) als auch die empfindliche und schon strapazierte Haut älterer Menschen wird günstig beeinflußt. Weiterhin sind deshalb Rhagaden und Fissuren ein dankbares Einsatzgebiet. Dies sind kleine, oftmals sehr schmerzhafte Hautrisse oder Hautspalten, auch Schrunden genannt, die bevorzugt am After, der Brust, an Lippen und Lidern vorkommen. Bei Brustrhagaden und Analfissuren, aber auch bei Sonnenbrand (Verbrennungen) und Haarwuchsstörungen bewähren sich therapeutische Dosen an Pantothensäure "bis 5g/Tag".[107]. Auch bei diesen hohen Dosen kommt es zu keinen Hypervitaminosen.

---

[106] Wiedner und Ziegenmeyer: Dermatika, Wiss. Verlags-Ges. mbH, Stuttgart, S. 136.
[107] Biesalski, H.K./Schrezenmeir, J./Weber, P,/Weiß, H.: Vitamine, Thieme, Stuttgart 1997, S. 131.

Kapitel 5

INPUT-OUTPUT-ANALYSE

oder

Wie werden in der heutigen Umweltsituation die Bedürfnisse unseres Organismus erfüllt, damit unser Körper täglich seine optimale Leistung vollbringen kann?

Unter Input ist all das zu verstehen, was tagtäglich in den Organismus hineingelangt. Es sind dies beispielsweise die Nahrung, die wir essen, das Wasser und die Luft. Sonst könnten wir nicht existieren. Dabei nehmen wir automatisch freiwillig oder unfreiwillig auch mancherlei schädliche Stoffe auf. Dies sind mehr oder weniger giftige Substanzen im Wasser und in der Luft, aber auch vielfältige Zusatzstoffe in der Nahrung. Dazu kommen die psychischen Belastungen wie Streß und Lärm, gegen die wir oft ebenfalls machtlos sind.

Unter Output wird hier all jenes verstanden, was unser Körper täglich leisten soll. Der Stoffwechsel muß mit Hilfe der Enzymsysteme die Nahrung aufbereiten, muß die Entgiftung und damit die Ausscheidung aller körpereigenen und körperfremden Abbauprodukte und überschüssigen Stoffe gewährleisten.

Input	Output
Nahrung	Stoffwechselarbeit
Wasser	Energie
Luft	Wärme
Vitamine	Muskelarbeit
Mineralien	Hormonproduktion
Spurenelemente	Engiftung
	Abwehrleistung
Unfreiwillige Stoffe:	Enzymreaktionen
Chemikalien	Regenerationsleistung
Autoabgase	
Konservierungs-	
mittel	
Farbstoffe u. a.	Leben in Gesundheit

Viele werden denken, ja das ist doch ganz einfach. Wir versorgen uns mit genügend Nahrung und Flüssigkeit, "schütten alles oben in uns hinein und die Maschine, unser Körper, wird schon funktionieren." Doch, ist das in der heutigen Umweltsituation wirklich noch so einfach? Um das näher zu beleuchten, sollen die einzelnen Bestandteile, die wir uns zuführen, (freiwillig und auch unfreiwillig) genauer betrachtet werden.

Nahrungsmittel

Unsere Nahrungsmittel sind heute nicht mehr so rein wie wir es uns wünschen. Sie enthalten nicht nur die wichtigen Bestandteile wie Kohlenhydrate, Eiweiß und Fett für unsere Energieversorgung und die ebenso wichtigen Mikronährstoffe wie Vitamine, Mineralien und Spurenelemente für unsere Gesundheit, sondern auch so manche recht unwillkommene Stoffe."Warenkorb mit giftigen Rückständen" lautete am 27. Oktober 1998 die Überschrift eines Artikels in der Süddeutschen Zeitung. Es ging hier um die Höchstmengen an Schadstoffen in unseren Lebensmitteln. Besonders das reichhaltige Angebot an Früchten aus aller Herren Länder fordert seinen Tribut: "Trauben aus Südafrika, Kiwi aus Neuseeland, Gemüse aus Kenia: Lebensmittel aus Übersee drängen in die heimischen Verkaufsregale".[108] Hier finden sich Rückstände an Pestiziden, die bei uns schon lange verboten sind. Deutlich wird dies auch an Fleischimporten aus Neuseeland, die hohe Mengen an DDT enthalten. "Fettreiche Fischarten wie Makrele oder Hering enthalten oftmals das im Tierversuch karzinogene Pestizid Toxaphen in relativ hohen Konzentrationen."[109] Obgleich schon in den 60er Jahren der "Codex Alimentarius" von der EU-Kommission gegründet wurde, um Standarts für solche Rückstände festzulegen, existieren für die allermeisten Lebensmittel immer noch keine gültigen Grenzwerte.

So müssen wir auch weiterhin besonders bei exotischen Erzeugnissen mit sehr unterschiedlichen Qualitätsstandarts rechnen.

Die heimischen Produkte sind jedoch ebensowenig frei von etwaigen Schadstoffen. Bei klärschlammgedüngten Böden finden sich vermehrt Schwermetalle in den angebauten Pflanzen. Alles das, was in den Boden eingebracht wird, findet sich in gewissen Mengen in den Pflanzen wieder. Ähnlich ist es bei den Tieren. Unter das Tierfutter werden häufig Antibiotika gemischt. Dies nicht immer nur als Medikament, sondern auch um das Wachstum zu fördern. Über das Stück Fleisch auf unserem Teller landen dann oft in unserem Magen Antibiotika.

In den heute verstärkt angebotenen industriellen Produkten aus der Lebensmittelbranche finden sich eine Vielzahl an weiteren chemischen Substanzen. Es sind Zusatzstoffe, die der "Schönheit", dem Geschmack und vorwiegend der längeren Haltbarkeit dienen sollen, damit sie den Verkaufserfolg erhöhen.

---

[108]de Groot, Hilka: Warenkorb mit giftigen Rückständen, Süddeutsche Zeitung, 27.10. 1998.
[109] Ebd.

Der Apotheker H. Schurgast beschäftigt sich ausführlich mit dieser Problematik. "Immer mehr industriell gefertigte von der Natur entfremdete Nahrung wird auf dem Markt angeboten. Um die Nahrung auch für lange Transportwege haltbar zu machen, und um sie den Konsumenten möglichst attraktiv und verführerisch anbieten zu können, wird eine Vielzahl an Lebensmittelzusatzstoffen wie Konservierungsmittel, Aromastoffe, Farbstoffe, Emulgatoren, Bindemittel, Geschmacksverstärker, Antiklumpmittel usw. verwendet. Eine amerikanische Studie hat ergeben, daß wir durchschnittlich jährlich etwa 2,5-3kg solcher Additive einnehmen. Zwar sind heute akute und chronische Toxizität dieser Additive zum größten Teil bekannt, doch kann kein Pharmakologe oder Chemiker heute die möglichen Interaktionen mit dem Mineralstoff-, Spurenelement- oder Vitaminstoffwechsel oder den Enzymsystemen abschätzen. Zahlreiche Studien haben gezeigt, daß solche Lebensmittelzusätze von einer immer größer werdenden Bevölkerungsgruppe nicht mehr toleriert und vertragen werden. Allergien, Verhaltensstörungen, Magen- Darm- Probleme können die daraus entstehenden Folgen sein".[110]

Wasser

Schon seit vielen Jahren wird über die Qualität unseres Trinkwassers diskutiert. Nur selten noch findet sich Trinkwasser, das frei oder weitgehend frei von Schadstoffen ist. Oftmals müssen Wasserwerke belastetes Wasser mit nicht so belastetem Wasser verdünnen, sonst könnten sie den vorgeschriebenen Werten nicht entsprechen. Oft ist das der Fall in Gebieten mit landwirtschaftaftlicher Nutzung, denn dort finden sich hohe Rückstände an Pestiziden, die auf dem Boden ausgebracht wurden. Doch das ist bei weitem nicht alles, was man im Wasser findet. Ein Bericht in der Süddeutschen Zeitung fördert wieder Erschreckendes zu

---

[110] Schurgast, H.: Orthomolekulare Medizin in *Erfahrungsheilkunde*, Heft 10/1991, Haug, Heidelberg, S.630.

Tage. Nachdem 1994 im Berliner Kanalnetz "extrem hohe Konzentrationen von Röngtenkontrastmitteln" [111] gefunden worden waren, fahndete man nach weiteren Substanzen. Mit den heutigen verfeinerten Meßmethoden werden auch kleinste Spuren an Medikamenten entdeckt. "Seitdem wird die Zahl der aufgespürten Medikamente immer größer: Betablocker, Schmerzmittel, Psychopharmaka, Zytostatika zur Krebsbehandlung und Antibiotika, Mittel gegen Asthma, Epilepsie und Rheuma - die Liste der im Wasser entdeckten Substanzen liest sich wie das Angebot einer gut sortierten Apotheke. Antibiotika sind in "Oberflächengewässern nicht die Ausnahme, sondern die Regel" erläuterte G. Berthold von der Hessischen Landesanstalt für Umwelt.[112] Es handelte sich dabei um Wasserproben des Ballungsraumes Rhein-Main. Wir können zwar auf Mineral- und Quellwasser in der Flasche ausweichen, doch für die Zubereitung von Kaffee oder Tee und zum Kochen verwenden wir üblicherweise Leitungswasser. In den Gegenden, wo die Nitratbelastung hoch ist, wird empfohlen, die Nahrung für Säuglinge nicht mit Leitungswasser zuzubereiten. Nitrat behindert in diesem Alter die Sauerstoffversorgung.

Luft

Genausowenig wie wir den Substanzen, die im Wasser enthalten sind, entkommen können, lassen sich jene in der Luft vermeiden. Wir können ja nicht einfach aufhören zu atmen. Jeder kennt die Diskussion um die Ozonbelastung im Sommer. Jeder empfindet, besonders bei entsprechender Wetterlage, die Belastung der Luft mit Autoabgasen und anderen Schadstoffen als unangenehm. Wir sind weit mehr Schadstoffen, als uns bewußt ist, ausgesetzt. Es sind dies: "Luftschadstoffe aus Verkehr, Schornsteinen, Industrieabgasen wie Schwefeldioxid, Kohlenmonoxid und

---

[111] "Die Apotheke im Wasserhahn", Süddeutsche Zeitung, 16.06. 1998.
[112] Ebd.

138

Kohlendioxid, Schwebe- Staub und (Diesel-) Ruß, Stick-
stoffdioxid und Stickstoffmonoxid, Benzol und Ozon."[113]

Der Mediziner Gerhard Ohlenschläger befaßt sich mit dieser Problematik. Er widmet sich den biochemischen Stoff-
wechselabläufen, besonders auch im Krebsgeschehen und
der Therapie mit Mikronährstoffen (Orthomolekulare Medizin). Nach Forschungen der Studiengruppe um Ohlenschläger in Frankfurt am Main verbraucht die Leber dort
bereits 50% ihres über das Blut zugeführten Sauerstoffs um
überhaupt mit der Giftbelastung fertig zu werden. Damit hat
sie nur die restlichen 50% für ihre eigentliche Stoffwech-
selarbeit zur Verfügung. [114]
Leider können wir das Rad der Zeit nicht mehr zurückdre-
hen. Die aufgezeigten Substanzen befinden sich alle schon
in der Umwelt. Wir können sie demnach nicht vermeiden,
wir können uns ihnen nicht entziehen. Wir können heute
nur noch dafür sorgen, soweit es in unserer Macht steht, sie
nicht weiter zu vermehren. Die Situation ist zwar nicht sehr
erfreulich, aber aus diesem Wissen heraus können wir versuchen, unseren "Input" so zu gestalten, daß unser Organismus mit all den Stoffen besser fertig wird! Die Enzymausstattung in der Leber ist für jeden Menschen unterschiedlich. Diese Enzymausstattung ist jedoch für die Entgiftungsarbeit der Leber entscheidend. "Da der menschliche
Körper aber keinen Unterschied macht zwischen Heilmitteln
und anderen Fremdstoffen, zum Beispiel in der Nahrung
oder am Arbeitsplatz gilt auch für die Umweltgifte, daß innerhalb der Bevölkerung große Unterschiede in der Empfindlichkeit bestehen und es immer mehr Leute gibt welche

---

[113] Böhm, Udo: Gesunde (BioAktive) Lebensführung als Beitrag
zur Umweltmedizin in "Erfahrungsheilkunde", Haug, Heidelberg
11/1996, S. 873.
[114] Ohlenschläger, G.: Vortrag auf einer Fortbildungsveranstaltung
für Heilpraktiker, München 20.10.1990.

wegen einer erheblichen Stoffwechseleigenheit einem er-
höhten Risiko ausgesetzt sind." [115]
Viele fühlen sich heute nicht gesund und sind doch nicht
krank. Jedenfalls findet der Arzt bei einer Untersuchung
keine Krankheit. So erging es auch Dr. Anselm Budweg.
Das ließ ihn nicht ruhen. Dr. Budweg litt unter einer ganzen
Palette von Befindlichkeitsstörungen, so beispielsweise
unter: "Schlaf-und Konzentrationsstörungen, Müdigkeit,
Gereiztheit, Kopfschmerzen, Erschöpfungszuständen,
Haarausfall, gesteigerter Streßintoleranz." [116] Der Internist
Budweg blieb ohne klinischen Befund, aus schulmedizini-
scher Sicht war er gesund.

Was können wir in der heutigen Umweltsituation tun, um trotzdem gesund zu bleiben?

Wir sollten unseren Organismus in seinen Funktionen, vor
allem in seiner Entgiftungsfunktion massiv unterstützen.
Damit ist hier der "Output" gemeint. Wenn der Körper schon
unfreiwillig Stoffe erhält, die ihn belasten, sollte versucht
werden, dies mit anderen Substanzen auszugleichen. Zwar
existieren noch keine eindeutigen wissenschaftlichen
Nachweismethoden. Solche Umweltbelastungen "können
Reizungen an Haut, Schleimhaut und Darm verursachen,
sich im Körper langsam anreichern und zu chronischen
Vergiftungen führen. Sie werden auch in den großen Aus-
scheidungszentren- und Entgiftungszentralen Nieren und
Leber abgelagert und können dort Störungen der Funktion
bewirken. Sie belasten und blockieren das Abwehr-/ Immunsystem und die Stoffwechselfunktionen des Organis-

---

[115] Bas, Halid: "Wie die Leber entgiftet", Süddeutsche Zeitung,
28.11.1980.
[116] "Mikronährstoffe, warum sie für uns so wichtig sind", Aktuelles
Interview, HP-Journal, Heft 3/1999.

mus und können zu polysymptomatischen funktionellen Beschwerden führen."[117]

Diese "polysymptomatischen funktionellen Störungen",einfacher kann man dazu auch vielfältige gesundheitliche Störungen sagen, lassen sich mit einer erhöhten Zufuhr an Mikronährstoffen vermeiden. "Vitaminmangel ... kann allgemein zu biochemischen, physiologischen und mentalen Ausfallerscheinungen führen - aus den genannten Gründen ist ausreichende Vitamin- und Mineralstoffzufuhr als eine wichtige Prävention, präventive Maßnahme anzusehen."[118] Unter Mikronährstoffen werden heute allgemein Vitamine, Mineralien, Spurenelemente, essentielle Fettsäuren, sekundäre Pflanzenstoffe und die Antioxidantien, die zu den Vitaminen gehören, verstanden. Seit Jahren beschäftigte sich Dr. Budweg damit. Er nimmt täglich eine auf seine individuellen Bedürfnisse abgestimmte erhöhte Menge an diesen Stoffen ein und fühlt sich seither wohl.

Was hat das alles mit der Pantothensäure, dem Vitamin B_5, zu tun?

Es fällt auf, daß viele der oben geschilderten Gesundheitsstörungen auch unter den Symptomen eines Pantothensäuremangels im vorigen Kapitel beschrieben sind. Die Pantothensäure fördert besonders die Entgiftungsarbeit der Leber und schützt die Schleimhäute. Für die heutige Umweltsituation erscheint deshalb die angesetzte Tagesdosis von 6 mg bei diesem Vitamin als zu gering. Werden zu all dem Geschilderten noch die häufigen Streßsituationen des Alltags berücksichtigt, so steigt der Bedarf eher weiter.

---

[117] Böhm, Udo: Gesunde (BioAktive) Lebensführung als Beitrag zur Umweltmedizin in "Erfahrungsheilkunde", Haug, Heidelberg 11/1996, S. 873.
[118] Ebd.

Aktuelle Probleme in der Medizin

Unsere Gesundheit wird von mehreren Seiten bedroht.Das Abwehrsystem wird von den vielen Umweltgiften immer mehr in Anspruch genommen. Gleichzeitig helfen viele Antibiotika nicht mehr bei schwerwiegenden Erkrankungen.Die Rede ist hier von der immer weiter um sich greifenden Antibiotikaresistenz.

Antibiotikaresistenz

Antibiotikaresistenz bedeutet, daß viele Bakterien sich mit den gängigen Antibiotika arrangiert haben. Die Erreger werden somit nicht mehr abgetötet oder in ihrer Wirkung gehemmt.
Das wirkt sich ganz besonders schlimm für jene Patienten aus, die eine schlechte Abwehrlage haben. Zu dieser Patientengruppe gehören vorwiegend alte Menschen, chronisch Kranke, HIV-Infizierte und Patienten auf Intensivstationen.
Heute kehren Krankheiten zurück, die die Medizin bereits als besiegt glaubte. Dank der Antibiotika konnten Krankheiten wie die Tuberkulose, Sepsis und beispielsweise die Lungenentzündung gut behandelt werden. Da Antibiotika jedoch zu häufig eingesetzt wurden und dies auch bei viralen Infekten, wo sie wirkungslos sind, wurde es den Bakterien leicht gemacht, Strategien gegen die Antibiotika zu entwickeln. So hieß es schon 1992 in einem Artikel der Medizinzeitschrift Selecta: "Neues von der Resistenzfront" "... so waren schon um 1975 die meisten Staphylokokken gegen Penicillin unempfindlich".
Bei Harnwegs- und Atemwegsinfektionen finden sich fast schon regelmäßig resistente Stämme pathogener Keime. "Brenzlige Situationen können entstehen, wenn im akuten

142

Fall für Resistenzprüfungen keine Zeit bleibt, eines um das andere Antibiotikum nicht mehr greift".[119]

Besonders gefürchtet ist der Staphylococcus aureus als Eitererreger in den Krankenhäusern, weil er hier Wundinfektionen verursacht und damit gerade geschwächte Patienten gefährdet. Dieses Bakterium ist heute schon gegen die meisten Antibiotika unempfindlich, beispielsweise galt bis vor kurzem das Antibiotikum Vancomycin als Notfallmedikament gegen diesen weitverbreiteten Keim. Allerdings finden sich erste Meldungen in der Presse, daß dieses Reserve-Antibiotikum in Hongkong erstmals nicht mehr wirkte. Im Frühjahr 1999 erkrankte in Hongkong eine Frau an einem besonders gefährlichen Stamm dieses Bazillus und ihr konnte nicht geholfen werden. Bisher hatte es lt. Süddeutsche Zeitung vom 23. 2. 1999 nur vereinzelte Fälle in Japan, Frankreich und den Vereinigten Staaten gegeben. Ähnliches ereignete sich mit den Pneumokokken, einem ebenso weit verbreiteten Keim, der bevorzugt Lungenentzündungen verursacht. Bei einigen Patienten in Kalifornien wurden die Bakterien nur noch gehemmt, was als Vorstufe einer "Resistenzentwicklung" gilt und so konnten auch diese Patienten nicht gerettet werden. Neuerdings gibt es einen Impfstoff gegen Pneumokokken, der für jeden chronisch Kranken empfehlenswert ist.
Auch der Mikrobiologenkongreß beschäftigte sich im Frühjahr 1999 in Berlin mit dieser Thematik.

Man untersucht deshalb speziell die Mechanismen, die zur Resistenzbildung führen. Sie haben sich als weit komplexer herausgestellt als geglaubt. In der Bundesrepublik Deutschland hieß es, sei die Antibiotikaresistenz keine Gefahr.
"Im Rahmen der Resistenzstudie der Paul-Ehrlich-Gesellschaft (PEG) wurden von 1975 bis 1995 in knapp 30

---

[119] Karcher, Helmut L.: Neues von der Resistenzfront, Selecta, Wiesbaden 27/1992.

europäischen Labors regelmäßige Sensitivitätsanalysen vorgenommen. Die wichtigste Botschaft: Während sich die Resistenzlage von 1975 bis 1984 eher entschärfte, war bis 1995 eine deutliche generelle Zunahme der Resistenzen zu verzeichnen. ...Dabei befinden wir uns in einem Circulus vitiosus: Durch Zunahme der Infektionen steigt der Einsatz von Breitbandantibiotika, was den Selektionsdruck bei den Bakterien und damit die Resistenzentwicklung fördert." [120]

Intensivmedizin

Doch auch andere Gebiete der Medizin, wie die Intensiv-medizin, kann nicht mehr jedes Leben retten und ist damit im Begriff ihren Fortschritt zu verlieren. Zwar macht es der technische Fortschritt möglich, heute fast jedes Leben zu retten, für manches Unfallopfer beginnt auf der Intensivsta-tion aber erst das Drama. Ausgerechnet die Intensivstion kann für das Unfallopfer "zur Endstation werden - Tage nach dem Trauma. Der Grund: Infektionen mit normaler-weise harmlosen Keimen werden einem Unfallopfer zum Verhängnis, weil sein Immunsystem verrückt spielt. ..."das größte medizinische Problem bei schwersten Verletzungen und nach ausgedehnten chirurgischen Eingriffen ist nach wie vor das Multiorganversagen." erklärte Kongreß-Chairman Eugen Faist aus Großhadern auf einer Presse-konferenz. Rund 80 Prozent der Todesfälle nach großen Operationen oder einem Unfall seien auf Sepsis und Or-ganversagen zurückzuführen. Trotz aller Fortschritte in der Intensivmedizin hat sich daran wenig geändert. Allerdings nimmt das Wissen über diese komplizierten Vorgänge im Organismus ständig zu. So fanden die Forscher vor kurzem heraus, daß bei Menschen, die ein schweres Trauma erlit-ten, körpereigene Immunreaktionen im Organismus durch überschießende Gegenregulationen unterlaufen werden. Eine rasante Abfolge von Organzerstörungen wird in Gang

---

[120] "Welche Antibiotika wirken noch?" Münchner Medizinische Wochenschrift Nr. 139/1997

gesetzt. Nach Ansicht der Fachleute ist es deshalb nötig, rechtzeitig in diese Kaskade einzugreifen. "Es muß eine globale Strategie sein, die so früh wie möglich so viele Organsysteme wie möglich gleichzeitig schützt", erläuterte Professor Faist." [121]

Eine Projektgruppe sucht deshalb nach neuen Möglichkeiten dieser Immunschwäche nach Unfällen und großen Operationen beizukommen. Dazu ist nach Ansicht der Beteiligten ein Umdenken in der Medizin nötig, um mit natürlichen Substanzen dem Organismus zu helfen. Gedacht wird hier an spezielle Proteine, die positiv in die zerstörerischen Abläufe eingreifen sollen.

Was hat das alles nun mit der Pantothensäure zu tun?

Die Pantothensäure ist über das Coenzym A in zahlreiche wichtige Stoffwechselabläufe eingebunden. Diese zentrale Stellung im Stoffwechsel bringt es zwangsläufig mit sich, daß der Bedarf des Organismus in außergewöhnlichen Situationen an diesem Vitamin stark ansteigt. Operationen, Unfälle und traumatische Ereignisse sind Streßsituationen für den Körper, wobei massiv Pantothensäure aus der Nebennierenrinde verbraucht wird. Ebenso nötig ist sie für die Abwehrvorgänge bei entzündlichen Prozessen. Auch in der Wundheilungsphase wird sie vermehrt verbraucht. Besonders reich an Pantothensäure sind folgende lebensnotwendige Organe: Herzmuskel, Nebenniere, Leber, Niere und auch das Gehirn. Inwieweit hier ein Zusammenhang besteht zwischen einem Multiorganversagen und einem Mangel an Pantothensäure kann nur vermutet werde. Denkbar erscheint dies jedoch, denn ausgesprochene Speicherorgane für Pantothensäure gibt es nicht. Höchst interessant ist die Tatsache, daß die Mitochondrien, die Kraftwerke unserer Zellen, reich an Coenzym A sind. Hier vollzieht sich

---

[121] "Wenn harmlose Viren zu Killern werden", Süddeutsche Zeitung vom 5. 3. 1997.

in der Atmungskette die biologische Oxidation mittels des Sauerstoffs. Dies ist entscheidend für die Leistungsfähigkeit der Zelle und letztlich für unsere eigene Leistungsfähigkeit. "Bis zu 95% des Co A sind in den Mitochondrien lokalisiert. Obwohl deren Membranen vom Co A nicht durchdrungen werden können, sind alle erforderlichen Synthese-Enzyme im Cytosol nachweisbar."[122] Cytosol ist der wasserhaltige Raum in der Zelle.

Nicht zuletzt wird auch die Leber in solchen Situationen besonders beansprucht. Als zentrales Entgiftungsorgan für alle Arzneimittel steigt auch ihr Bedarf an Pantothensäure über das normale Maß an.

Bei der Antibiotikaresistenz ist die Lage zwar nicht dermaßen dramatisch, jedoch häufig ernst. Die Pantothensäure kann sicherlich die Antibiotika nicht ersetzen, doch sie kann das gesamte Immunitätsniveau heben und den Organismus besser in die Lage versetzen, besser mit den Erregern fertig zu werden. Aus der Vitaminforschung der letzten Jahre geht hervor, daß auch die anderen Vitamine in die Immunregulation eingreifen. In diesem Zusammenhang werden besonders folgende Vitamine erwähnt: Vitamin B_1, B_6, die Folsäure, das Vitamin A und Betacarotin und ganz besonders die beiden "Radikalfängervitamine" E und C. [123]
Bei bakteriellen Infekten, die sich an den Schleimhäuten abspielen, läßt sich die günstige Wirkung der Pantothensäure nutzen, um die Widerstandskraft dieses Gewebes zu erhöhen.

Viruserkrankungen

Bei der Aids-Behandlung zeichnet sich seit kurzem eine ähnliche Problematik ab, wie sie bei der Antibiotikaresistenz

---

[122] Gaßmann, Berthold: Pantothensäure in *Ernährungsumschau*, Umschau-Verlag, Frankfurt a. Main April 1999, S. 144.
[123] Biesalski, H.K.:Vitamine – Bausteine des Lebens, C.H.Beck, München 1997.

besteht. Noch auf dem Aids-Kongreß in München 1997 herrschte Euphorie vor, da die seit einigen Jahren angewendete "Dreier-Kombination" an Medikamenten sehr erfolgreich ist. Es handelt sich hierbei um drei verschiedene gegen die Virusvermehrung gerichete Mittel. Sie haben zwar eine breite Palette an Nebenwirkungen und die HIV-Infizierten müssen die Medikamente in sehr regelmäßigen Abständen einnehmen, jedoch der Erfolg blieb nicht aus. Die Kranken leben wesentlich länger und haben weniger "opportunistische" Infektionen. Dies sind Infektionen, die die Betroffenen leichter auffangen und die bei ihnen schwerer verlaufen als üblich, weil ihr Immunsystem defekt ist. Auf dem Aids-Kongreß 1999 in Essen wandelte sich jedoch das Bild: "Heute zeigt sich, daß es immer häufiger zu Therapieversagern kommt. Die Medikamente helfen nicht mehr. Viel schlimmer ist, daß die Viren immer häufiger gegen ein oder mehrere Medikamente dieser Kombination virulent sind.".[124] Schon seit einigen Jahren suchen die Forscher nach weiteren Wegen der Behandlung : denn auch wenn es der Medizin gelingt, die Viren zu unterdrücken, bleibt bei den Erkrankten ein Immundefekt bestehen. "Ziel der Forschung ist, die Virusmenge so weit wie möglich zu senken und das Immunsystem zu stärken, so daß es übriggebliebene Viren kontrollieren kann. "Es gibt Hinweise darauf", erklärte der Münchner Virologe Volker Erfle, "daß das Immumsystem lernen kann, die Infektion zu beherrschen, wenn nicht zu viele Viren im Körper sind. Hierfür verfolgen Wissenschaftler verschiedene Strategien."" [125]. Für manche Vitamine, wie beispielsweise das Vitamin E, konnte in Studien nachgewiesen werden, daß es bei Aids-Kranken günstige Wirkungen auf das Immunsystem zeigt. Ähnliches läßt sich für die Pantothensäure vermuten, doch existieren hier noch keine Studien. In einer weiteren Studie an Aids-Patienten konnte nachgewiesen werden, daß durch die "Verabrei-

---

[124] "Medizin aktuell", Deutschlandfunk am 8. Juni 1999.
[125] Hassenstein, Tilmann: Restaurierung der Abwehr, Süddeutsche Zeitung Nr. 252/1997.

chung eines komplexen Nährstoff-Gemisches eine Stabilisierung des Immunsystems erreicht werden konnte".[126] In dieser speziellen Nährstoffmischung war die Pantothensäure in einer relativ niedrigen Dosierung von 15 - 40mg täglich vertreten. Deutlich erkennbar war in der Untersuchung die geringere Erkrankungsrate der Patienten an bakteriellen, viralen und durch Pilze verursachten Sekundärinfektionen, den gefürchteten opportunistischen Infektionen. Damit bestand die Möglichkeit, die bestehende Medikation zu reduzieren.[127] (Die Standardtherapie bedeutet heute für die Patienten bis zu 40 Tabletten täglich einzunehmen.).

---

[126] Reglin, Felicitas: Dem Menschen geht es nur so gut wie seinem Immunsystem, Journal für orthomolekulare Medizin, 4/1997, S. 308.
[127] Guth, Ingrid et al: Stabilisierung immunologischer Funktionen von HIV-positiven Patienten durch das Panmolekulare Nährstoff-Konzept ISF, Journal für Orthomolekulare Medizin, 4/1997 S. 325ff.

Kapitel 6

Einsatzgebiete für die Pantothensäure von A bis Z

Die folgende Aufstellung enthält alle die Erkrankungen oder Defekte, bei denen die Pantothensäure als therapeutisch hilfreich in der Literatur beschrieben wird. Es handelt sich um die Literatur, die mir zugänglich war. Die Liste erhebt keinen Anspruch auf Vollständigkeit.

Es wird eindringlich davor gewarnt, bei Erkrankungen sich in Selbsttherapie zu versuchen. Es sollte auf jeden Fall der Arzt aufgesucht werden, da nur er die vor jeder Therapie zu erfolgende richtige Diagnose stellen kann.

Akroparästhesien (Fehlempfindungen der Hände und Füße)	*Schettler, 1976, Mangelsymptome, S. 496/497* Parästhesien an Händen und Füßen wie z.B. beim Burning-feet-Syndrom
Allergie	*Burgerstein S. 97* *Mindell, 1991, S. 55* "morgens und abends 1000 mg Pantothensäure und 1000 mg Vitamin C"
Apathie (Teilnahmslosigkeit, mangelnde Gefühlsansprechbarkeit)	*Gaßmann:* Symptome ergaben sich nach experimentell erzeugtem Pantothensäuremangel.

Arthritis	*Burgerstein, S. 97:* "25-50 mg Pantothensäure täglich soll helfen Arthritis zu vermeiden"
	Mindell, S. 55: "Eine Tagesmenge von 1000 mg hat sich bei der Linderung von Schmerzen in einigen Fällen von Arthritis als recht wirksam herausgestellt."
	Oberbeil, S. 46: "Hohe Gaben des Vitamins können Schmerzen und Beschwerden in etwa 7 bis 14 Tagen abklingen lassen."
Analfissuren (Hautrisse am After)	Biesalski et al. S. 131: Dosierung bis 5 g. täglich.
	Fachinformation Bepanthen Roche (Salbe) 1982
Anfälligkeit gegenüber Infektionen	*Pschyrembel, S. 1291,* als Mangelsymptome
Appetitlosigkeit	*Schettler, Innere Medizin, 1976, S. 497:* dies findet sich unter Versuchsbedingungen bei Pantothensäuremangel
	Höhne: Gewichtsverlust als Mangelsymptom.
Atemwegsentzündungen, obere Atemwege	*Fachinformation Bepanthen Roche, 1982* *Gebrauchsinformation Panthenol Jenapharm, 1994*

Bagatellverletzungen	*Fachinformation Bepanthen Roche, 1982* äußerlich als Haut- und Heilsalbe aufzutragen
Bindehautentzündung (Konjunktivitis)	*Fachinformation Bepanthen Roche, 1982* äußerlich als Salbe aufzutragen
Bindehautverätzungen	*ebd.*
Blutarmut	*Burgerstein S. 97* *Höhne, S. 66:* wichtig für Hämoglobinsynthese
Blutungen der Nebennieren	*Burgerstein, S. 97*
Brandwunden, banale	*Fachinformation Bepanthen Roche, 1982* äußerlich als Salbe aufzutragen
Brennen der Füße	*Schettler,1976, S. 497* findet sich unter Versuchsbedingungen bei Pantothensäuremangel *Bayer / Schmidt, S. 231*
Bronchitis	*Fachinformation Bepanthen Roche, 1982* bei Entzündungen der Bronchialschleimhaut *Bayer / Schmidt, S. 233*

Brustrhagaden (Hautrisse)	*Fachinformation Bepanthen Roche, 1982* als Prophylaxe bei Brustrhagaden, äußerlich als Salbe aufzutragen. *Biesalski et al., S. 131*: Dosierung bis 5 g täglich.
Burning-feet-Syndrom	*Overzier, S. 197* als Pantothensäuremangelschäden *Pschyrembel, S. 1291* als Pantothensäuremangel und als therapeutische Indikation *Schettler, Innere Medizin, 1976, S. 497* Mangelsymptome *Höhne, S. 66* Mangelerscheinung *Bayer / Schmidt, S. 231* Mangelerscheinung
Conjunktivitis (K)	*s. Bindehautentzündung*
Colitis (Entzündung der Dickdarmschleim-haut)	*Fachinformation Bepanthen Roche, 1982*

Darmatonie, post-operativ (Tonusverlust d. Darms, Schlaffheit, Darmlähmung)	*Pschyrembel, S. 1291* als therapeutische Anwendung *Gross /Schöllmerich, S. 693* zeigte sich bei Versuchen mit Anti-vitaminen *Kühn & Schirmeister, S. 1003* Therapeutisch mehrfach 500 mg als Injektion *Höhne, Vitamine, S. 67* als Prophylaxe und Therapie *Bayer / Schmidt, S.* vorwiegend als Injektionen *Biesalski et al., S. 131*: bis 5 g. täglich
Dekubitus (Wundliegen)	*Fachinformation Bepanthen Roche, 1982*
Dermatitis	*Burgerstein / Williams S. 97* *Bayer, Schmidt.S. 234:* topische Anwendung 2 bis 5%ige Salbe.
Depressionen	*Bayer / Schmidt, S. 231:* ergab sich bei exper. Gaben von Pantothensäure-Antagonisten *Oberbeil, S. 49*

154

Diarrhoe (Durchfall)	*Dietl / Ohlenschläger, S. 56* Mangelerscheinungen
	Möglich bei Dosierung von mind. 10 g. Pantothensäure
Dickdarmentzündung	*s. Colitis*
Entzündungsprozesse und Funktionsstörungen des Epithels der Hohlorgane (Atemwege, Darmtrakt, Gallenblase	*Höhne S. 67* als therapeutischer Einsatz für Pantothensäure *Schettler 1976, S. 496* Entzündungen der Schleimhäute
Epithelschäden der Haut/Schleimhäute	*Fachinformation Bepanthen Roche, 1982* *Dietl / Ohlenschläger, S. 56* *Höhne S. 67* *Bayer / Schmidt, S. 231*
Erbrechen	*Overzier, S. 197* *Pschyrembel, S. 1291* *Gaßmann S. 146* *Höhne, S. 66*
Ermüdbarkeit	*Linnemann / Kühl, S. 276* wird beobachtet bei experimentellem Mangel an Pantothensäure

Erschöpfung	*Oberbeil, S 48* *Mindell, 1991, S. 54* beugt Erschöpfungen (Nervenzusammenbruch) vor
Fettleber (Fettinfiltration der Leber)	*Gross / Schölmerich, S. 693* *Pschyrembel S. 1291* Degeneration der Leberzellen (Fettinfiltration unter Mangelsymptomen) *Schettler 1976 S. 496* fettige Degeneration der Leberzelle *Bayer / Schmidt, S. 228* *Höhne S. 66* Degeneration von Leberzellen (Fettinfiltration) unter Mangelerscheinungen *Overzier, S. 197* Degeneration der Leber unter Pantothensäuremangelschäden
Gastritis (Magenschleimhautentzündung)	*Beipackzettel 1984 Bepanthen Roche, Fachinformation* *Schettler 1976 S. 496* entzündliche und degenerative Erscheinungen der Schleimhäute
Gedächtnisschwäche	*Oberbeil, S. 49*
Gelenkschmerzen	*Oberbeil, S. 46* als erstes Warnzeichen wenn Pantothensäure fehlt

Geschwüre des Magen-Darm-Trakts	*Burgerstein, S. 97*
Geschwüre des Zwölffinger-darms	*Mindell, 1991, S. 54*
Gesichtsfeldaus-fälle (zentrales Scotom)	*Biesalski et al. S. 285:* Wurde be-obachtet bei Pantothensäureman-gel: Beeinträchtigung der Sehschärfe durch zentrale Gesichtsfeldausfälle; zusätzliche therapeutische Gabe von Pantothensäure. *Gaßmann S. 146:* nach experi-mentell erzeugtem Mangel.
Glucosetoleranz, veränderte	*Biesalski et.al, S. 267.:* bei Mangel an Pantothensäure erhöhte Insulin-empfindlicheit bei klinisch-biochemischen Untersuchungen.
Haarausfall	*Oberbeil, S. 46* findet sich als erstes Warnzeichen, wenn Pantothensäure fehlt
Haarwuchsstörun-gen	*Biesalski et. al, S. 131.:* bis 5 g. täg-lich.
Hämorrhagien (Blutungsneigung)	*Overzier, S. 197* als Mangelsymptom, aber kontrain-diziert bei Hämophilie (Bluter)!

Hepatopathien (Leberleiden)	*Pschyrembel, Vitamine: Pantothensäure, S. 1291* als Indikation für Pantothensäure *Gross/Schölmerich Höhne, S. 67*
Herzschäden/- schwäche	*Burgerstein, S. 97 / Williams*
Hyperlipidämie (erhöhte Gesamtfette im Blut)	*Dietl / Ohlenschläger, S. 56* Bei sehr hohen Dosen (1g/Tag) wurden Cholesterin und Triglyzeride gesenkt und HDL-Cholesterin erhöht.
Hypoglykämie (Unterzucker)	*Gaßmann, S. 146:* bei experimentell verursachtem Pantothensäuremangel.
Hypoplasie des Knochenmarks (Rückbildung des Knochenmarks)	*Burgerstein, S. 97 / Williams*
Ileus, paralytischer (Darmverschluß)	*Fachinformation Bepanthen Roche, 1982* als Injektion *Kühn & Schirmeister, S. 1003* Mehrfach 500 mg als Injektion
Inappetenz (Appetitlosigkeit)	*Gross / Schölmerich, S. 693* zeigt sich bei Versuchen mit Antivitamin

Infektanfälligkeit	*Gross/Schölmerich, S. 691*
	Pschyrembel, S. 1291
	Mindell (1991), S. 54
	Höhne, S. 66/67
	Dietl/Ohlenschläger, S. 56
	Schettler, 1976, S. 496
	Symptom für Pantothensäuremangel
Katarrhe, chronisch (Schnupfen, Husten)	*Pschyrembel, S. 1291* Pantothensäure als Indikation
	Fachinformation Bepanthen Roche, 1982
	Gebrauchsinformation Panthenol, Jenapharm, 1994
Kehlkopfentzündung (Laryngitis)	*Höhne, Vitamine, S. 66* Resistenz der Schleimhäute
	Gebrauchsinformation Panthenol, Jenapharm, 1994
Keratitis (Hornhautentzündung)	*Burgerstein, S. 97 / Williams*
Konjunktivitis	Siehe Bindehautentzündung
Konzentrationsmangel	*Oberbeil, S. 49*

Koordinationsstörungen (Strörung des geordneten Zusammenspiels)	*Linnemann / Kühl, S. 276* bei experimentellem Mangel *Höhne, S.66* Koordinationsstörungen wurden durch Gabe eines Pantothensäure-Antagonisten hervorgerufen.
Kopfschmerzen	*Bayer / Schmidt, S. 231* *Dietl / Ohlenschläger, S. 56* als Anwendungsgebiet *Gaßmann, S. 146* *Linnemann / Kühl, S.276* *Biesalski et al., S. 267* *Burgerstein, S. 97*
Krämpfe und Taubheitsgefühl (in Armen und Beinen)	*Oberbeil, S. 46* als erstes Warnzeichen, wenn Pantothensäure fehlt. *Bayer / Schmidt, S. 231* bei experiment. Gabe von Pantothensäure-Antagonisten als Mangelerscheinung auftretend.
Laryngitis	*siehe unter Kehlkopfentzündung*
Leberzelldegeneration	*Pschyrembel, S. 1291* unter Mangelerscheinungen *Schettler, 1976, 4. Auflage, S. 496* fettige Degeneration der Leberzellen unter Mangelsymptome

	Overzier, S. 197, desgleichen
Lernschwäche	*Oberbeil, S. 46* als erstes Warnzeichen, wenn Pantothensäure fehlt.
Luftröhrenentzün- dung (Tracheitis)	*Pschyrembel, S. 1291* als therapeutische Indikation für Pantothensäure: chronische Katar- rhe der oberen Luftwege *Höhne, S. 67* Entzündliche Veränderungen und Funktionsstörungen d. Epithels von Hohlorganen, u.a. der Atemwege
Magenschleim- hautentzündung	*siehe unter Gastritis*
Magen-Darm- Störung mit Übel- keit	*Gaßmann, S. 146* Experimenteller Mangel
Mattigkeit	*Beipackzettel Bepanthen Roche Tabletten, 1984*
Motilitätsstörungen (Bewegungsstörung)	*Overzier, S. 197* Motilitätsstörung des Magens als Pantothensäuremangelschäden aufgeführt. *Pschyrembel, S. 1291* Mangelsymptom
Müdigkeit	*Bayer / Schmidt, S. 231* wurde experimentell erzeugt durch Gabe eines Pantothensäure-

| | Antagonisten und verschwand wieder nach hohen Gaben von Pantothensäure

Linnemann / Kühl, S. 276
Ermüdbarkeit nach experimentell erzeugtem Mangel.

Dietl / Ohlenschläger, S. 56
als Mangelerscheinung |

Muskelkrämpfe	*Linnemann / Kühl, S. 276* ergab sich bei experimentellem Pantothensäuremangel
Muskelschwäche	*Gross / Schölmerich, S. 693* ergab sich als experimentelle Hypovitaminose
Myelindegeneration (Schädigung der Nervenhüllen)	*Burgerstein, S. 97*
Nasenschleimhautentzündung	*Fachinformation Bepanthen Roche* *Gebrauchsinformation Panthenol, Jenapharm, 1994*
Nebennierenblutungen	*Burgerstein, S. 97 / Williams*
Nebenniereninsuffizienz	*Höhne, S. 66* Beeinträchtigung der Nebennierenfunktion
Nierenschäden	*Burgerstein, S. 97*

Obstipation (Verstopfung)	*Schettler, 1976, S. 497* Mangelsymptom unter Versuchsbedingungen
	Oberbeil, S. 46 erstes Warnzeichen für Mangel
Parästhesien (Fehlempfindungen wie Kribbeln, Ameisenlaufen, Pelzigwerden an Händen und Füßen)	*siehe auch unter Akroparästhesien* *Overzier, S. 197* unter Mangelschäden *Pschyrembel, S. 1291* unter Mangelsymptome
	Bayer / Schmidt, S. 231 unter Mangelerscheinungen nach experim. Pantothensäuremangel
	Höhne, S. 66 durch Pantothensäure-Antagonisten erzeugt und durch hohe Pantothensäure-Gaben beseitigt
	Schettler, S. 497
	Gross / Schölmerich, S. 693
	Gaßmann, S. 146
Pharyngitis (Rachenentzündung)	*Beipackzettel Bepanthen, 1984*
Prothesendruck	*Fachinformation Bepanthen Roche, 1982* an Prothesendruckstellen Salbe auftragen

Reflexstörungen	*Bayer / Schmidt, S. 231* fand sich bei experimenteller Gabe von Pantothensäure-Antagonisten und verschwand nach hohen Pantothensäuregaben wieder
	Biesalski et al., S. 267
Reizbarkeit	*Oberbeil, S. 46* zeigt sich als erstes Warnzeichen, wenn die Pantothensäure fehlt
Rhagaden (Risse, Hautschrunden)	*siehe auch Risse* *Fachinformation Bepanthen Roche, 1982*
	Oberbeil, S. 46 erste Warnzeichen bei Pantothensäuremangel
Rheumatische Erkrankungen	*Höhne, S. 67* therapeutischer Einsatz der Pantothensäure
Rückenmarksschädigung	*Burgerstein, S. 9*
Rückgratverkrümmung	*Burgerstein, S. 97*
Schlaflosigkeit	*Bayer / Schmidt, S. 231* durch Gabe eines Pantothensäure-Antagonisten erzeugt, Symptome verschwinden wieder nach hohen Pantothensäuregaben
	Mindell (1991), S. 221

	als Alternative zu Barbituraten emp- fiehlt Dr. Atkins Pantothensäure und 2000mg Inosit als Schlafmittel
Schlafstörungen	*Linnemann / Kühl, S. 276* wurde bei experiment. Pantothen- säuremangel beobachtet
Schockzustände	*Mindell, 1991, S. 54* Behandlung nach operativen Schockzuständen
Schürfwunden	*Fachinformation Bepanthen Roche, 1982*
Scotom	Siehe Gesichtsfeldausfall
Sehbeschwerden	*Oberbeil, S. 46* als erstes Warnzeichen, wenn Pantothensäure fehlt
Sonnen- brand/Verbrennun- gen	*Biesalski et al., S. 131* *Fachinformation Bepanthen Roche, 1982* zur Verhütung und Behandlung von Strahlenschäden, als Salbe äußer- lich aufzutragen
Störungen des Sensoriums (Bewußtseinsstö- rungen)	*Linnemann / Kühl, S. 276*
Störungen des Wachstums und der Knorpelbildung	*Schettler, 1976, S. 496* Vitaminmangelzustände

Stomatitis (Mundschleimhaut- entzündung)	*Fachinformation Bepanthen Roche, 1982*
Strahlenschäden	*Fachinformation Bepanthen Roche, 1982* zur Verhütung und Behandllung von Schäden durch Röntgenstrahlen und von Sonnenbrand
Taubheitsgefühl, Kribbeln (Sensibilitätsstörun- gen/ Empfindungs- störungen in Armen und Beinen)	*Oberbeil, S. 46* als erstes Warnzeichen, wenn Pantothensäure fehlt
Thymusrückbil- dung	*Burgerstein, S. 97*
Ulcus, chronisch (Geschwür, tiefer Hautschaden)	*Fachinformation Bepanthen Roche, 1982*
Verkürzte Lebens- dauer	*Burgerstein, S. 97*
Verlust des Erinne- rungsvermögens	*Burgerstein, S. 97*
Verstimmung, leicht - depressive	*Oberbeil, S. 49*
Verstopfung	*Siehe Obstipation*

166

Windelerythem (Ausschlag im Windelbereich)	*Fachinformation Bepanthen Roche, 1982* Salbe
Wundheilungsstörungen	*Fachinformation Bepanthen Roche, 1982* Salbe *Höhne, S. 66* *Bayer /Schmidt, S. 231* *Pschyrembel, S. 1291* als therapeutische Indikation: Zur Förderung der Wundheilung *Biesalski et al., S. 131 therapeutisch einzusetzen bei Epithelschäden*
Zahnextraktion	*Fachinformation Bepanthen Roche, 1982*
Zerstreutheit, Zweifel	*Oberbeil, S. 49*

Kapitel 7

Die Variationsbreite der Dosierung

Die Dosierung der Pantothensäure kann entsprechend des gewünschten Zweckes, den sie erfüllen soll, ganz unterschiedlich sein. Dies ergibt sich aus 20jährigen eigenen Erfahrungen und den Hinweisen aus der Literatur. Die Dosierung sollte deshalb in eine physiologische Dosierung, die der Grundversorgung dient (Tagesbedarf), in eine präventive und eine therapeutische oder pharmakologische Dosierung unterteilt werden.

Die physiologische Dosierung

Dies ist die Menge an Pantothensäure, die dem normalen Tagesbedarf eines gesunden Menschen entspricht. Als Tagesbedarf an Pantothensäure wird heute von der Deutschen Gesellschaft für Ernährung (DGE) eine Zufuhr von 6mg empfohlen. Die genaue Höhe des wirklichen täglichen Bedarfs ist nicht bekannt. Es handelt sich dabei vielmehr nur um einen Schätzwert. Mit einer täglich frisch und abwechslungsreich zusammengestellten Kost kann dieser Wert erreicht werden.
Die folgende Liste an Nahrungsmitteln zeigt, welche Menge jeweils davon alternativ verzehrt werden muß, damit die 6mg an Pantothensäure auch erreicht werden[128].

- 100g Leber
- 400g Wassermelone
- 600g Hering
- 800g Schweinefleisch
- 1000g Lachs
- 3000g Gemüse

---

[128] Biesalski, H.K./Schrezenmeir, J./Weber, P./Weiß, H.: Vitamine, Thieme, Stuttgart 1997.

168

Dabei ist zusätzlich zu berücksichtigen, daß in vielen Lebensmitteln heute nicht mehr die Mengen an Vitalstoffen enthalten sind wie noch vor 15 Jahren. Dies zeigen umfangreiche Analysen[129].

Bei dieser Dosierung handelt es sich um die Grundversorgung an einem Vitamin, "die den Minimalbedarf im klassischen Vitaminsinne abdeckt."[130] Diese minimale Grundversorgung dient lediglich dazu die klassischen Vitaminmangelsymptome zu vermeiden. Bei der Pantothensäure sind diese bei geringer Unterversorgung nur schwer feststellbar, weil sie so vielschichtig und allgemein sind. Am Beispiel des Vitamin C ist dies leichter zu erkennen, eine tägliche Aufnahme von 20mg verhindert den Skorbut, der seit langem als klassisches Vitaminmangelsymptom für Vitamin C bekannt ist.
"Neben der seit über 30 Jahren bekannten klassischen Vitaminfunktion, die in der Verhinderung typischer Mangelerkrankungen als Folge einer Vitaminunterversorgung besteht, sprechen Wissenschaftler heute auch von der präventiven und therapeutischen Funktion der Vitamine."(ebd.)

Die kompensatorische bzw. präventive Dosierung

Eine kompensatorische Vitamineinnahme kann für alle nötig sein, die sich aus der Nahrung nicht mit genügend Pantothensäure versorgen können. Dies ist beispielsweise der Fall bei Mangelernährung im Alter, bei Fastenkuren oder aus beruflichen Gründen. Wenn der Bedarf nicht aus der Nahrung gedeckt werden kann, ist dies leicht mit einem der

---

[129] Barbara Simonsohn:Vitalstoff - und enzymreiche Lebensmittel zur Gesundheitsprohylaxe, in *Erfahrungsheilkunde* 10,1999, S. 621ff.
[130] Schmidt, K.-H.:Vitamine schützen Zellmembran vor dem Angriff freier Radikale, in Forschung und Praxis, 16.3.1990, S. VIII.

vielen Vitamin-Komplex-Präparate möglich. Sie enthalten fast alle die Pantothensäure in einer Höhe von 5-10mg. Für alle, die unter einer erhöhten körperlichen, seelischen oder arbeitsplatzbedingten Belastung stehen, reicht diese Menge an Pantothensäure kaum aus. Dies können umweltbedingte Schadststoffbelastungen oder toxische Stoffe am Arbeitsplatz sein, die dann die Entgiftungsorgane über die Maßen beanspruchen. Genauso gilt dies für jene, die in den Büros unter Dauerstreß leiden, der die Pantothensäurereserven verbraucht. Falls diese tagtäglichen außergewöhnlichen Belastungen nicht ausgeglichen werden, führt dies langfristig unweigerlich zu einer suboptimalen, bzw. einer Mangelversorgung an Vitalstoffen, da der Verbrauch den Nachschub übersteigt. Solche suboptimalen Versorgungsgrade sind für den einzelnen erst einmal kaum spürbar. In den biochemischen Blutwerten sind sie jedoch schon deutlich erkennbar und wirken sich langfristig im Organismus aus.

Bei einer präventiven Dosierung handelt es sich darum, schon in gesunden Tagen, den jeden mehr oder weniger treffenden Zivilisationskrankheiten im Alter vorzubeugen. Bei einer erfolgreichen längerfristigen Einnahme, wird allerdings dies nie eindeutig nachweisbar sein, das liegt in der Natur der Sache, denn die Krankheiten bleiben aus oder verlaufen nur mild. Besonders auf diesem Gebiet versucht die Vitaminforschung mehr Klarheit zu erhalten. So erläutert der bekannte Vitaminforscher Professor Schmidt aus Tübingen: "Wir kennen die Vitamine ja überwiegend daher, daß sie charakteristische Mangelerscheinungen verursachen, wenn wir sie in zu geringem Maße zuführen. Aber, das ist, sagen wir mal, die klassische Vitaminfunktion. Das ist der Erkenntnisstand von vor vielleicht 30 oder 50 oder noch mehr Jahren. Wir haben inzwischen gelernt, daß die Vitamine über diesen minimalen Bedarf hinaus zusätzliche Effekte haben, wenn wir sie in höherer Dosierung geben. Dann verhindern sie ganz bestimmte Defekte oder stimulieren das Immunsystem, wie es bei bestimmten Vitaminen,

aber auch Spurenelementen gezeigt werden konnte. Ein stimuliertes Immunsystem wiederum versetzt uns in die Lage, mit einem Infekt besser fertig zu werden oder ihn gar nicht erst auftreten zu lassen" [131].
Mindell plädiert in seiner *Vitaminbibel für das 21. Jahrhundert* für eine Dosis von 50 bis 300 mg Panthotensäure zur Prävention einzunehmen. Ähnliches empfiehlt auch Matthias Rath, der Nachfolger von Linus Pauling, in seinem Vitaminprogramm. Er geht bis zu einer täglichen Dosierung von 200 mg.

Die therapeutische oder pharmakologische Dosierung

Therapeutische Dosierungen gehören in die Hand des Therapeuten, denn dann handelt es sich nicht mehr nur um Vitamine, sondern um Medikamente.
Aus der Monographie für die Pantothensäure und auch aus den Beipackzetteln geht hervor, daß nicht mehr als 500mg/Tag eingenommen werden sollte. Dies verwundert umso mehr, als es sich hier um eine untoxische Substanz handelt. Die Patienten werden hierdurch verunsichert , andererseits werden echte therapeutische Wirkungen mit solchen relativ geringen Dosierungen unterlaufen.
Aus der Literatur geht hervor, daß für manche therapeutischen Wirkungen, wie bei Allergien oder Arthritis Dosierungen bis zu 1000mg täglich empfohlen werden. Eigene Erfahrungen bestätigen dies und zwar besonders im akuten Erkrankungsfall. Speziell bei Virusinfekten, aber auch bei Bronchitis oder anderen Entzündungen sind häufig Dosierungen im Bereich von 600 bis 1600mg nötig, zumindest anfangs.
Die individuelle Dosierung erfordert aber sehr wohl medizinische Kenntnisse, denn die Dosierung sollte im entspre-

---

[131] Schmidt, K.-H.:Vitamine schützen Zellmembran vor dem Angriff freier Radikale, in Forschung und Praxis, 16.3.1990, S. VIII.

chenden Fall hoch genug sein und nicht zu schnell verringert werden, wie es die Patienten gerne tun. Solange die Abwehr im Organismus auf Hochtouren laufen muß, benötigt er diese Substanz dringend. Nur so können etwaige Folgekrankheiten vermieden werden. Auch als Begleitmedikation neben anderen Medikamenten kann die günstige Wirkung eingesetzt werden.

Als Begleittherapeutikum kann die Pantothensäure manche toxischen Nebenwirkungen lebensnotwendiger Medikamente abmildern, weil sie die Entgiftung fördert. Andererseits steigert sich die Wirkung, wenn sie mit naturheilkundlichen, beispielsweise pflanzlichen Präparaten, kombiniert wird, die dann ganz spezielle Organsysteme beinflussen.
Die Pantothensäure hebt vor allem die Grundgesundheit, man fühlt sich insgesamt leistungsfähiger und auch im Erkrankungsfall nicht so elend. Die Dosisempfehlungen beim therapeutischen Einsatz der Pantothensäure werden in der Literatur häufig mit 1000mg täglich angegeben, Beispiele hierfür sind Allergien, Arthritis und Hyperlipidämie. Sogar Dosierungen bis 5g pro Tag bewähren sich bei verschiedenen Hautschäden und der Darmatonie.

Der Körper benötigt bei den Infekten, speziell auch den Virusinfekten, Bausteine für seinen Abwehrkampf. Dabei ist neben den anderen Vitaminen die Pantothensäure häufig in besonders hohem Maße wichtig, um die Krankheit wirklich überwinden zu können. Auf die Dauer gesehen, kann so in einem langen Leben, wenn dem nicht Rechnung getragen wird, ein beträchtlicher Mangel im Organismus entstehen. Dieser Mangel ist meist kaum spürbar, das liegt in der Eigenschaft der Substanz begründet und bereitet wohlbekannten Zivilisationskrankheiten den Weg.

Entstehung von Pantothensäuremangel

durch

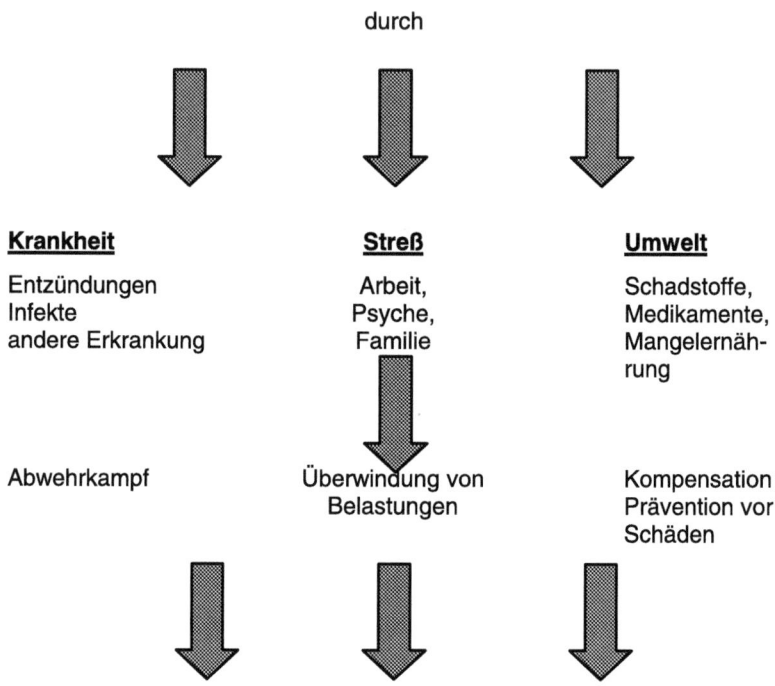

Krankheit	**Streß**	**Umwelt**
Entzündungen	Arbeit,	Schadstoffe,
Infekte	Psyche,	Medikamente,
andere Erkrankung	Familie	Mangelernäh-rung

| Abwehrkampf | Überwindung von Belastungen | Kompensation Prävention vor Schäden |

zusätzlicher täglicher Pantothensäurebedarf

bei Krankheit

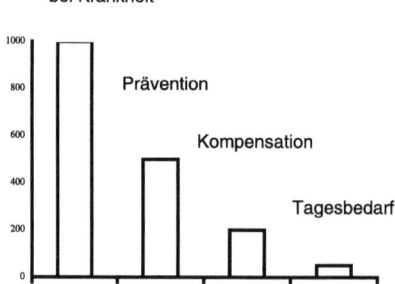

Durchschnittlicher täglicher Bedarf, der sowohl unter- als auch über-schritten werden kann.

Darreichungsformen

In niedriger Menge ist die Pantothensäure in jedem Multi-Vitamin-Präparat enthalten. Dabei sind meist Dosierungen von 5 - 10mg gebräuchlich, dies ist in etwa der Tagesbedarf. Als Mono-Präparate gibt es sie als Lutsch- oder Kautablette in Dosierungen von 100 bzw. 250mg und in Ampullenform zur Injektion. Als Kapsel mit 500mg oder als Pulver ist sie nur als Nahrungsergänzung erhältlich.

Wesentlich differenzierter ist das Angebot als Salbe zum äußerlichen Gebrauch. Hier ist sie in den verschiedensten Formen als Augen- und Nasensalbe, als Wundsalbe sowie Wundspray und auch für die Hautpflege erhältlich.

Für den innerlichen Gebrauch, beispielsweise auch zum Inhalieren oder Auftragen gibt es sie als Lösung und sogar als Nasenspray.

Kapitel 8

Die Renaissance der Vitamine

Immer neue und verblüffende Ergebnisse aus der Vitaminforschung lassen aufhorchen. Auf dem Würzburger Vita-
minkongreß im März 1999 wurde berichtet, daß es möglich
sei mit Vitamin E den Altersdiabetes zu verhindern. Das
läßt auf ganz neue und medizinische Fähigkeiten der Vitamine in der Medizin schließen. "Offensichtlich sind Vitamine nicht nur, wie dies die Medizin immer wieder gerne interpretiert, allgemeine Stärkungsmittel, sondern für
Wachstum und Entwicklung des menschlichen Organismus
außerordentlich wichtige und essentielle Bestandteile." [132]

Kleine Reise durch die Entdeckungsgeschich-
te der Vitamine

Anfang des 20. Jahrhunderts war die große Zeit der Vitamine. Damals erfolgte eine Entdeckung nach der anderen. Im
Jahr 1913 wurde das Vitamin A entdeckt als fettlösliches
Vitamin. Die gute Wirkung von Leber auf Augenerkrankungen, besonders die Nachtblindheit war in China schon lange bekannt. "Die eigentliche Renaissance dieses Vitamins
erfolgte jedoch erst zu Beginn der 80er Jahre dieses Jahrhunderts". [133]

1926 gelang erstmals die Isolierung des Vitamin C. Der
Mangel an diesem Vitamin verursacht Skorbut, unzählige
Seeleute erkrankten daran und mußten sogar ihr Leben
lassen. Schon lange vermutete man, daß es einen Stoff in
frischem Gemüse und Obst geben müsse, der die schlim-

---

[132] Biesalski, H.K.:Vitamine – Bausteine des Lebens, S. 50,
C.H.Beck, München 1997.
[133] Biesalski, H.K./Schrezenmeir, J./Weber, P,/Weiß, H.: Vitamine,
Thieme, Stuttgart 1997.

men Erscheinungen verhindern kann. Die Symptome des Skorbut sind heute fast nicht mehr anzutreffen:Zuerst kommt es zu Zahnfleischbluten, dann fallen die Zähne aus, es kommt zu Blutungen am ganzen Körper und sogar an den inneren Organen. So erging zu Ende des 19. Jahrhunderts ein Erlaß des Deutschen Kaisers, daß alle Seeleute mit Zitrusfrüchten versorgt werden sollten. Dies hatte noch nicht den gewünschten Erfolg. Erst die Mitnahme von rohem Sauerkraut konnte den Skorbut verhindern.

Im Gegensatz zu den meisten Tieren fehlt dem Menschen die Fähigkeit, Vitamin C selbst zu synthetisieren. Primaten, also dem Menschen, fehlt dazu ein Enzym; Menschenaffen und Meerschweinchen sind davon ebenfalls betroffen. Alle anderen Tiere können ihre Vitamin-C-Produktion bis auf etwa 10g hochschrauben, je nach Bedarf.

Die heutigen Erkenntnisse über das Vitamin C gehen weit über die Bedeutung beim Auftreten von Skorbut hinaus. Eine besondere Art der Blutarmut, die perniziöse Anämie konnte ebenso erstmals 1926 durch die Gabe von 1-2 Pfund roher Leber pro Woche erfolgreich behandelt werden. Die endgültige Strukturaufklärung des Vitamin B_{12} gelang erst 1955. Seitdem genügt die Injektion einer kleinen Ampulle dieses Vitamins und es ist nicht mehr nötig, rohe Leber zu essen, um Lähmungen zu verhindern, die sonst in schweren Fällen bei der perniziösen Anämie auftreten.
Strenge Vegetarier rutschen leicht in einen Vitamin B_{12}-Mangel, weil sich dieses Vitamin praktisch nur in tierischen Produkten wie Fleisch, Eiern und Milch findet.

Neben Vitamin B_{12} ist auch die Folsäure an der Blutbildung beteiligt. In den 30er Jahren entdeckte man, daß durch die Gabe von Leber und Hefeextrakt bestimmte Schwangerschaftsanämien zu heilen waren. Es dauerte noch 10 Jahre, bis der Wirkstoff isoliert werden konnte. "Es mußten vier Tonnen Spinatblätter verarbeitet werden, um eine Substanz zu isolieren, der die beobachtete Wirkung zugeschrieben werden konnte. Seither nennt man diesen Wirkstoff Folsäure (lateinisch folium=Blatt) und meint damit nicht nur ein Vitamin, sondern eine Substanzklasse, die Folate". [134] Diese verfügen über eine Vielzahl an Wirkungen im Stoffwechsel. "Folsäure schien - wie andere wasserlösliche Vitamine in den vergangenen Jahren - seit der Entdeckung der Wirkungsweise dieses Vitamins in einen Dämmerschlaf gefallen zu sein. Jüngste Untersuchungen zeigen jedoch, daß gerade dieses Vitamin nicht nur ein kritisches Vitamin hinsichtlich der Versorgung darstellt, sondern auch bedeutenden Einfluß auf Stoffwechselvorgänge nehmen kann, die im Zusammenhang mit der Entwicklung der Arteriosklerose gesehen werden, zudem ist es unentbehrlich für die Embryonalentwicklung". [135] Diese Vitamine B_{12}, B_6 und die Folsäure wirken im Stoffwechsel eng zusammen. Ihre günstige Wirkung auf arteriosklerotisches Geschehen hat nichts mit der antioxidativen Wirkung der Radikalfänger-Vitamine C, E und Betacarotin zu tun. Sie hängt vielmehr damit zusammen, daß es bei einem Mangel an Vitaminen B_{12}, B_6 und Folsäure oder auch nur einem von ihnen im Stoffwechsel zu einer unphysiologischen Anhäufung von Homocystein kommt, einem Zwischenprodukt im Stoffwechselgeschehen. Die nachfolgenden Reaktionen werden erschwert oder sogar unmöglich gemacht. Ein erhöhter Homocystein-Spiegel im Blut erlaubt deshalb Rückschlüsse über ein Defizit an diesen Vitaminen. Schon die Gabe einer relativ geringen Dosis an Folsäure, wenn sie der limitierende Faktor ist, kann den Homocystein-Wert normalisieren.

"Durch verschiedene epidemiologische Studien konnte nachgewiesen werden, daß erhöhte Homocysteinspiegel mit einem erhöhten Risiko für Arteriosklerose einhergehen. Obgleich die Mechanismen der arteriosklerotischen Wirkung des Homocysteins bisher nicht eindeutig geklärt sind, spricht manches dafür, daß Homocystein neben seinen zellschädigenden Wirkungen auch an Prozessen beteiligt

---

[134] Biesalski, H.K.:Vitamine – Bausteine des Lebens, S. 83, C.H.Beck, München 1997.
[135] Ebd.

ist, die die Blutgerinnung beeinflussen bzw. die die Gefäßwand auskleidenden Endothelzellen schädigen können.
All diese Vorgänge sind an der Entwicklung der Arteriosklerose beteiligt". [136]

Für das Vitamin E, das Tocopherol, ist schon seit längerem
bekannt, daß es eine günstige Wirkung im arteriosklerotischen Geschehen besitzt. Diese positive Wirkung beruht
auf der antioxidativen Eigenschaft und ist damit eine völlig
andere als bei den eben beschriebenen Mechanismen. Das
Vitamin E wurde 1923 im Futtersaft für die Bienenkönigin,
dem Gelee Royale, entdeckt. Seither werden immer mehr
und vielfältigere Eigenschaften dieser Substanz herausge-
funden und sie ist deshalb seit Jahren in aller Munde. Insgesamt wuchs in den letzten Jahren das Wissen über die
Wirkungen mancher Vitamine in unserem Stoffwechsel
sprunghaft an. Stiefkind in der Vitaminforschung der letzten
Jahre ist die Pantothensäure, sie liegt immer noch in einem
Dornröschenschlaf, obgleich es genügend interessante
Erkenntnisse gibt, die der genaueren Erforschung harren.
Sie wird in manchen Vitaminauflistungen für Laien überhaupt nicht erwähnt. Entsprechend ihrer vielfältigen therapeutischen Wirkungen könnte sie in der täglichen Praxis
wesentlich mehr Verwendung finden und häufiger zum
Wohle der Patienten eingesetzt werden, als dies heute ge-
schieht.

Prophylaxe in der Medizin

Das Wort Prophylaxe kommt aus dem Griechischen und
bedeutet: Verhüten und vorbeugen. Es ist damit also ein
Verhüten von Krankheiten gemeint oder den Krankheiten
vorbeugen.

---

[136] Ebd. S.86

Ein anderes Wort hierfür ist Prävention. Exakt heißt dies: "Vorkehrungen zur Verhinderung von Krankheiten, Unfällen etc. einschließlich der individuell veranlaßten ärztlichen Maßnahmen, die der Überwachung und Erhaltung der Gesundheit dienen".[137]

Nur: im wahrsten Sinne des Wortes gibt es das bei uns kaum. Auf dem Gebiet der Krebsvorsorge sind dies auch keine reinen Vorsorgemaßnahmen, sondern, und so heißen sie auch exakt: Krebsfrüherkennungen. Denn eine Krebsgeschwulst kann nach dem heutigen Stand der Medizin zwar schon sehr früh erkannt werden, aber sie ist dann beim Erkennen immer schon, wenn auch noch sehr klein, einige Millimeter groß und dies sind dann schon Millionen an Zellen. Findet man dagegen nichts, ist dies keine Gewähr dafür, daß sich nicht eine Krebsgeschwulst doch schon entwickelt. Sie ist mit den heute gängigen Methoden nur noch nicht zu lokalisieren.

Eine weitgehende prophylaktische Maßnahme ist dagegen das Entfernen von Dickdarmpolypen, da diese sich nach gesicherten medizinischen Erkenntnissen häufig zu Dickdarmkrebs weiterentwickeln. Sie bilden eine echte Vorstufe dieser Erkrankung.

Unter einer "echten" Prävention von Krankheiten verstehe ich ein Verhindern von Krankheiten, die heute fast jeder bekommt, sofern er nur alt genug wird. Allerdings verschieben sich diese Zivilisationskrankheiten in immer jüngere Jahrgänge. Es sind dies die Herz- und Kreislauferkrankungen, der Diabetes mellitus und degenerative Gelenkerkrankungen.

Eine wirkliche Prophylaxe gibt es bei der Zahnkaries. Sie kann durch sorgfältiges Zähneputzen, vernünftige Ernäh-

---

[137] Roche Lexikon Medizin, Urban & Schwarzenberg , München 1984.

rung und Fluorgaben verhindert werden. Hier sind die Erfolge deutlich sichtbar, denn heute haben wesentlich weniger Kinder Karies als noch vor 10 Jahren. Bei den meisten anderen Erkrankungen tut sich die Medizin da schon schwerer. So wird beispielsweise die Arteriosklerose häufig erst diagnostiziert, wenn schon gravierende Schäden vorliegen. Häufig sind dann die Gefäße schon bis zu dreiviertel durch Ablagerungen verschlossen und der Blutdruck steigt nicht zuletzt hierdurch an. Dies führt dann zu weiteren Schädigungen.

Die Krebsvorsorge kann nur die zeitlichen Abstände der Kontrolluntersuchungen enger fassen, um Tumorentwicklungen so früh wie möglich zu entdecken, verhindern kann sie sie nicht. So ist dies eher eine "Nachschau-Medizin". Wirklich präventive Therapien, daß es gleich gar nicht zu krankhaften Erscheinungen kommen kann, gibt es kaum.

Deshalb ist der Gedanke der Gentherapie, bestimmte Krankheiten in ihrer Entstehung zu verhindern, ein logischer Ansatz. Die Gentechnik beschäftigt sich mit unseren ursprünglichsten Anlagen, denn unsere Erbanlagen sind auf den Genen verzeichnet. Sie, die Gene sind es, die uns zu dem machen, was wir sind, hier liegen alle unsere Eigenschaften im voraus fest: wie groß oder klein wir sind, blond- oder schwarzhaarig. Auch unsere ureigensten Krankheitsanfälligkeiten sind hier aufgezeichnet. Hier versucht die Gentherapie einzugreifen, indem Krankheiten, die auf einem Gendefekt beruhen, verhindert werden sollen. Nur haben sich hier die Erwartungen in der Medizin in den letzten zehn Jahren noch nicht erfüllt. Die Mechanismen sind offenkundig weit komplizierter als gedacht.

Die Orthomolekulare Medizin

Ein Teilbereich der Medizin, die von Linus Pauling begründete "Orthomolekulare Medizin" vertritt am ehesten die an eine echt präventive Medizin gestellten oben formulierten Ansprüche. Die Bezeichnung kommt aus dem Griechischen und bedeutet: "Die richtigen Moleküle in den richtigen Mengen" [138]. Ich würde noch hinzufügen: und jeweils im richtigen Moment zuführen "Orthomolokulare Medizin ist die Erhaltung guter Gesundheit und die Behandlung von Krankheiten durch Veränderung der Konzentration von Substanzen im menschlichen Körper, die normalerweise im Organismus vorhanden und für die Gesundheit erforderlich sind".

Diese Vitamintherapie ist allerdings nicht zu verwechseln mit den sonstigen Empfehlungen zur Vitaminsubstitution. Denn: Die Dosierungen liegen hier wesentlich höher als sie von der Deutschen Gesellschaft für Ernährung (DGE) empfohlen werden. Sie sind auch nicht zu verwechseln mit den zwar billigen, aber insgesamt unterdosierten Multivitaminpräparaten.

"Die Vitamindosierungen in der orthomolekularen Therapie liegen über den Bedarfsempfehlungen der DGE. Dabei werden grundsätzlich auch die anderen Vitamine in erhöhter Dosis mitgegeben um keine Ungleichgewichte zu schaffen. Vergleichsweise kann eine Kette nur so viel halten, wie ihr schwächstes Glied".[139]

Ein Großteil der heute in der Medizin verwendeten Medikamente wirken in dem sie bestimmte Stoffwechselreaktionen blockieren, so beispielsweise die Schmerzmittel. Sie hemmen bestimmte Stoffwechselwege, so hier meist die Entstehung von Entzündungsfaktoren. Einesteils ergeben sich dadurch häufig Nebenwirkungen wie Magenschmerzen. Sogar Magengeschwüre, andererseits entstehen auch Interaktionen, also eine wechselseitige Beziehung mit Substanzen, die äußerst wichtig für den Stoffwechselablauf

---

[138] Mohr, Klaus: Vitamine und Mineralstoffe in der Praxis - Die orthomolekulare Medizin, Reform Rundschau, Nr. 2, 1996, S. 12
[139] Ebd.

182

sind, hier zum Beispiel mit dem Vitamin C. "Aspirin kann die Ausscheidung von Vitamin C verdreifachen".[140]

Auch die Folsäure und andere B-Vitamine können negativ betroffen werden. Andere Medikamente gegen Schmerzen und Erkältungskrankheiten wirken sich ungünstig auf das Vitamin A aus, das gerade für den Schleimhautschutz und die Infektabwehr wichtig ist.

Problematisch sind solche Interaktionen aber gerade deshalb, weil das Vitamin C für die "Inaktivierung vieler Arzneistoffe und Gifte" zuständig ist und hier beißt sich nun die Katze in den Schwanz. Es ist außerdem auch wichtig für die Kollagensynthese und das wiederum hat große Bedeutung bei rheumatischen Prozessen. Bei einem dauerhaften Gebrauch solcher Medikamente muß es langfristig zu Ungleichgewichten im Stoffwechsel und damit zu neuen Schäden kommen. Dies möchte einesteils die orthomolekulare Medizin durch die höher dosierte Gabe von Vitaminen vermeiden, aber andererseits sieht sie sich auch, und das wohl zu Recht, als eine Medizin, die vielen Krankheiten "vorbeugen" will. Es müssen hier auch mehr oder weniger dauerhaft Medikamente eingenommen werden, damit es zu keinen neuen schweren Erkrankungen und zu keiner "Multi-Morbidität" im Alter kommt, wie sonst so häufig. Multi-Morbidität bedeutet dabei, daß man gleichzeitig unter mehreren Krankheiten leidet. Damit wird die nicht mehr vorhandene Gesundheit so teuer.

Jedoch geht auch die orthomolekulare Medizin noch an der fundamentalen Bedeutung der Pantothensäure gänzlich vorbei. Sie empfiehlt hier nämlich auch, wie fast alle anderen, eine tägliche Dosis von 10-50mg[141]. Das liegt zwar

---

Mindell, Earl, Die Vitaminbibel, 6. Auflage, Heyne, München 1991.
Pauling, Linus: Das Vitaminprogramm, Goldmann, München 1992.

etwas über den üblichen Tagesbedarfsmengen, wird aber keinesfalls im Vergleich zu den anderen höher dosierten Vitaminen ihrer Bedeutung gerecht. Ganz besonders dann nicht, wenn sie bei Erkältungskrankheiten nachfolgend die "Funktionserhaltung und -kräftigung des Immunsystems" gewährleisten soll. Dies und die folgenden Indikationen für eine vorbeugende Anwendung von Vitaminen sieht K. Mohr[142]:

- "Die Erhaltung der Arterienwände bzw. die Arterioskleroseverhinderung,

- damit Infarktschutz,

- Beitrag zur aktiven Tumorprävention,

- Verlängerung der gesunden Lebensspanne.

Besteht in unserem Organismus über einen längeren Zeitraum ein Mangel an Bausteinen, wirkt sich das in den Zellen aus. Der Arzt kann das kaum diagnostizieren, dazu sind die Methoden nicht fein genug. Wer allerdings vertraut ist mit dem Zusammenspiel der Mikronährstoffe, der vermag Mangelsymptome oder sich anbahnende Mangelzustände auszugleichen und damit zu verhindern.

Doch was geschieht währenddessen langfristig auf der biochemischen, also der Stoffwechselebene? Der Stoffwechsel gerät in ein Ungleichgewicht. Da Vitamine und andere wichtige Substanzen für den Stoffwechsel Katalysatoren darstellen, müssen sie unbedingt vorhanden sein, damit der Citronensäurezyklus und die Atmungskette richtig ablaufen können. Gerade die B-Vitamine greifen bei diesen biochemischen Abläufen Hand in Hand und fehlt hier ein Glied in der Kette kommt es zu Erkrankungen. Entweder weil eine Substanz nicht weiter abgebaut werden kann, wie die Brenztraubensäure und sich dann im Gewebe anhäuft, oder weil eine Substanz eine bestimmte chemische Reaktion

---

[142] Mohr, Klaus: Vitamine und Mineralstoffe in der Praxis - Die orthomolekulare Medizin, Reform Rundschau, Nr. 2, 1996.

184

limitiert. Limitiert heißt hier, weil es an dieser Substanz mangelt, der gesamte Ablauf gehemmt ist oder sogar unvollkommen abläuft. Möglicherweise ist ein bestimmter Reaktionsweg aber auch blockiert, wie dies beispielsweises beim Homocystein der Fall ist. Dies gilt auch für die Pantothensäure, das Vitamin B_5: "Acetyl-Coenzym A ist die Zentralstelle des Stoffwechsels jeder Zelle. Dieses Molekül ist für den Abbau aller Nahrungsbestandteile (Kohlehydrate, Eiweiße, Fette) und für deren Umwandlung in Bioenergie unerläßlich. Dieses Schlüsselmolekül unseres Stoffwechsels benötigt für seinen Aufbau Vitamin B_5, die Pantothensäure. Ein Mangel an Vitamin B_5 führt zum Mangel an Acetyl-Coenzym A und damit zu einem Stoffwechselrückstau, was unter anderem zu erhöhten Blutfetten führen kann. Optimale Zufuhr von Vitamin B_5 behebt diesen Engpaß und trägt zur reibungslosen Produktion von Zellenergie bei".[143]
Besonders eng arbeiten hier die Vitamine Niacin, das Riboflavin und auch das Vitamin C in der Zelle zusammen.

Der Stoffwechsel in seiner Mannigfaltigkeit hat zwar häufig Möglichkeiten gefunden andere Wege zu gehen, doch geschieht dies sicherlich kaum ohne Einschränkungen auf anderen Wegen. Irgend etwas kommt dann unweigerlich zu kurz! Dies kann der Organismus je nach körperlicher Veranlagung, anhand seiner Disposition, seiner Erbanlagen mal besser und mal schlechter kompensieren. Nur manche Stoffe kann der Körper nicht speichern. Er ist darauf angewiesen, daß sie ihm in der jeweils für seine Stoffwechselleistungen nötigen Menge täglich zugeführt werden. Deshalb heißen sie ja auch "essentiell". Solche Ungleichgewichte aufzudecken ist allerdings schwierig. Die Medizin kann sie per Laboruntersuchung oder die apparative Medizin erst aufdecken, wenn schon gravierende Schäden eingetreten sind.

---

[143] Rath, Matthias: Warum kennen Tiere keinen Herzinfarkt – aber wir Menschen, MR-Verlag, Almelo 1998.

Eine "echte Vorbeugung würde jedoch schon auf dieser Ebene eingreifen. Das bedeutet eine Beseitigung der Schäden, besser die Ungleichgewichte auf der Stoffwechselebene, ehe es zu den exakt diagnostizierbaren Krankheiten kommt"! Dies geschieht jedoch in der modernen Medizin eigentlich nicht. Es mangelt schon an geeigneten Methoden. Die gängigen Raster der Untersuchungen sind hierfür zu grob.

Doch schon aus der Bilanz der täglichen aufgenommenen Nahrung läßt sich mit bio-chemischen Kenntnissen feststellen, wo für den Einzelnen Erkrankungsrisiken liegen können. Nur auf dieser Ebene wird ganzheitlich kaum geforscht!

Die Zellmilieu-Medizin

Auf dem Gebiet der Erfahrungsmedizin ist man hier schon weiter. Die Zellmilieu-Medizin beschäftigt sich mit dem feinen Zusammenspiel in unseren Zellen. "Die Funktionsmöglichkeiten des Zellstoffwechsels werden durch ein physiologisches Zellmilieu gesteuert. Das Zellmilieu ist physiologisch, wenn die qualitativen und quantitativen Mengen an "Bausteinen" physiologisch sind, d. h. die spezifischen Speicher ("Poole") jeder einzelnen Zelle mit den Grundbausteinen (Mineralstoffe, Spurenelemente, Vitamine, Fettsäuren, Aminosäuren) ausreichend gefüllt sind. Nur dann kann der Stoffwechsel die Bereitung von Energie, die Zellerhaltung, Zellentgiftung, Zellregeneration und Zellerneuerung physiologisch leisten. ...Je nach Dauer und Grad der quantitativen und qualitativen Mangelzustände kann der Zellstoffwechsel diese Mängel unterschiedlich lange kompensieren. Zunächst äußern sich geringe Mängel in unspezifischen Symptomen und bei längerwährenden gravierenden Mangelzuständen an mehreren Bausteinen entwickeln sich schließlich zum Beispiel Stoffwechselstörungen, morphologische Organveränderungen und funktionelle Krankheiten.

Ein pathologischer Zellstoffwechsel schwächt schließlich z. B. das Immunsystem oder führt später zu chronisch degenerativen Veränderungen wie z. B. Rheuma und schließlich gar zu onkologischen Erkrankungen". [144]

Gerade bei den chronisch verlaufenden Erkrankungen tut sich die moderne Medizin sehr schwer. Die Herzerkrankungen, der Bluthochdruck oder der Diabetes mellitus können zwar recht gut behandelt, aber nicht geheilt werden. Meist kommen so im Alter zu der einen Krankheit eine oder auch mehrere Krankheiten noch hinzu. So muß der Patient für jede dieser Krankheiten jeweils gesonderte Medikamente bis an sein Lebensende einnehmen. Die Compliance, d.h. die Treue des Patienten, die verordnete Medizin regelmäßig einzunehmen, hält sich in Grenzen, weil der Arzt sich nicht immer die Zeit nehmen kann, um genau zu erklären, warum die Medikamente so wichtig für den Patienten sind. Wenn es dem Patienten gut geht, dann läßt er schon mal die Medikamente weg. Ist der Patient einmal auf seine Medikamente eingestellt, so bleibt es häufig dabei. Seine Krankheit wird dann nur noch mehr oder weniger "verwaltet".

Dies zu vermeiden versucht die Zellmilieu-Medizin, indem sie die Defizite an Bausteinen, meist also an Vitaminen, aufdeckt. Bei den Patienten, die an erhöhten Blutfettwerten litten, fanden sich besonders ausgeprägte Mangelzustände an den Vitaminen B_1, B_6 und Pantothensäure, geringere an Niacin, manchen Mineralstoffen und an den mehrfach ungesättigten Fettsäuren. Nach Ausgleich der Baustein-Mängel durch Supplementierung ergaben sich deutliche Besserungen der Fettwerte, gleichzeitig sanken die häufig

---

[144] Thalmann, H.H.und Sagredos, A. N.: Zellmilieu-Medizin: Individuelle Therapie mit Zellbausteinen (Mineralstoffe, Spurenelemente, Vitamine, Fettsäuren, Aminosäuren) am Beispiel der Hyperlipidämie, Erfahrungsheilkunde, Heft 9/1991, Haug, Heidelberg, S. 607/608

vorhandenen erhöhten Blutdruckwerte und ebenso das Gewicht bei den meist übergewichtigen Patienten. Dies geschah ohne eine zusätzliche Diät. Bei Kontrollen der Vitamin- und Mineralienwerte in den Erythrozyten und im Serum nach etwa zehn Wochen zeigten sich deutliche Besserungen. Die Pools der verschiedenen Bausteine füllen sich unterschiedlich schnell. Um den Zellstoffwechsel zu normalisieren, mußte die individuelle Supplementierung der Bausteine über Monate weitergeführt werden. Der Erfolg hielt sich danach ebenso längerfristig. Insgesamt zeigte der Therapieansatz im Rahmen der Zellmilieu-Medizin, daß der individuelle Ausgleich der Mangelzustände an den verschiedenen Bausteinen zu deutlichen "Heilungsschritten bei zahlreichen Erkrankungen führt". [145] Bei den Patienten mit Hyperlipidämie wurden durch die Therapie gleichzeitig auch Hypertonie-Werte gesenkt und Übergewicht um bis zu 15kg reduziert. Gerade die genannten Erkrankungen, die erhöhten Blutfettwerte, der erhöhte Blutdruck und die Fettsucht sind es, die zu neuen Krankheiten wie Herzinfarkt oder Diabetes führen und meist auch die Lebenserwartung verkürzen. Nicht zuletzt treibt die Einnahme mehrerer Medikamente nebeneinander die Kosten im Gesundheitssystem in vielleicht bald nicht mehr bezahlbare Höhen. Daß es auch anders geht, zeigen umfangreiche Studien an Tausenden von Teilnehmern in Amerika. Dabei handelte es sich um die langfristige Einnahme von Vitamin E, aber auch Vitamin C und Betacarotin zur Herz/Kreislaufprophylaxe.

---

[145] Thalmann, H.H.und Sagredos, A. N.: Zellmilieu-Medizin: Individuelle Therapie mit Zellbausteinen (Mineralstoffe, Spurenelemente, Vitamine, Fettsäuren, Aminosäuren) am Beispiel der Hyperlipidämie, Erfahrungsheilkunde, Heft 9/1991, Haug, Heidelberg, S. 613.

Die Möglichkeiten einer "echten" Prävention

Als Minimalprogramm zur Vorbeugung verschiedener Erkrankungen, besonders der Arteriosklerose, wird heute die
zusätzliche Einnahme von täglich
* 100mg Vitamin E
* 200mg Vitamin C und
* 15mg Betacarotin/Provitamin A
empfohlen. [146] Wer dies über die Nahrung aufnehmen
möchte, tut sich besonders bei Vitamin E und Betacarotin
schwer.

Um über die Nahrung auf eine Menge von 100mg Vitamin E
zu kommen, ist es notwendig, beispielsweise 1kg Erdnüsse
oder 1,5kg Walnüsse zu essen. Diese Menge ist auch in
150g Oliven- oder Sonnenblumenöl enthalten. Versucht
man es auf diesem Weg, kommt man bald in Bedrängnis
mit der zuträglichen Kalorienmenge. 15mg Betacarotin sind
alternativ enthalten in 250g Karotten, 500g Brokkoli oder
Aprikosen, 1,5kg Tomaten oder 5kg (!) Kartoffeln.
Mit 500g Aprikosen ist gleichzeitig der Bedarf an Vitamin C
gedeckt. Die gleiche Menge (200mg) sind auch zu finden in
250g Orangen, 3kg Äpfeln, 1kg Kartoffeln oder Spargel.

Großangelegte klinische Studien an Krankenschwestern
ohne Anzeichen für Herz/Kreislaufrisiken und an zehntau-
senden von Ärzten mit schon bestehenden Risikofaktoren
zeigten die günstige Wirkung dieser Vitamine und besonders deren vorbeugende Eigenschaften auf Herz- und
Kreislauferkrankungen.
Eine "Vitamin-C-Zufuhr senkt das Herz-Kreislauf-Risiko um
bis zu 50 Prozent - dokumentiert an 11.000 Studienteilnehmern.
Vitamin-E-Zufuhr senkt das Herz-Kreislauf-Risiko um über
ein Drittel - dokumentiert an 87.000 Studienteilnehmern.

---

[146] "Mikronährstoffe, warum sie für uns so wichtig sind", Aktuelles
Interview, HP-Journal, Heft 3/1999.

Beta-Karotin-Zufuhr senkt das Herz-Kreislauf-Risiko um 30%.
Mit keinem Pharmapräparat wurde bisher eine ähnlich eindrucksvolle Verringerung des Erkrankungsrisikos an Herz und Kreislauf erreicht wie mit diesen Vitaminen". [147]

Die Wirkung des Vitamin E als Anti-Oxidans

Es wird heute davon ausgegangen, daß die wichtigste biologische Funktion des Vitamin E der Schutz unserer fetthaltigen Membranen ist. Dieser schützende Mechanismus geht folgendermaßen vor sich. Das Vitamin E ist Bestandteil der lipidhaltigen Zellmembranen und kann somit verhindern, daß diese durch Oxidationsprozesse abgebaut werden. Der Abbau oder sogar die Zerstörung der fetthaltigen Membranen durch freie Radikale, dies kann der freie Sauerstoff sein, aber auch Zigarettenrauch oder Auspuff-Abgase, wird Lipidperoxidation genannt. Durch die freien Radikale wird eine Kettenreaktion in Gang gesetzt, die sich über zahlreiche weitere Zellen erstrecken kann und so zu schweren Membranschäden führt. Dieser Vorgang begünstigt die Arteriosklerose, Alterungsprozesse ganz allgemein und viele andere Krankheiten.
"In der Verhinderung der Lipidperoxidation wird die wesentliche Ursache für die der Arteriosklerose vorbeugende Wirkung des Vitamin E gesehen, ein niedriger Vitamin-E-Spiegel kann folglich als Risikofaktor für die Entwicklung dieser Krankheit angesehen werden" [148]. Allgemein gilt immer noch ein erhöhter Gesamtcholesterin- und ein erhöhter LDL-Cholesterinwert als Risikofaktor für die Arteriosklerose und koronare Herzerkrankungen wie Angina pectoris. Heute ist bekannt, daß der eigentliche Risikofaktor vielmehr

---

[147] Rath, Matthias: Warum kennen Tiere keinen Herzinfarkt – aber wir Menschen, S. 73, MR-Verlag, Almelo 1998.
[148] Biesalski, H.K.:Vitamine – Bausteine des Lebens, S. 33, C.H.Beck, München 1997.

das durch die Einwirkung der Radikale oxidierte LDL-Cholesterin ist. Auf dieses oxidierte LDL stürzen sich dann unsere Freßzellen und unter Schaumzellenbildung wird es schließlich an der Gefäßwand abgelagert. Mit der Zeit werden so die Gefäße immer enger, verlieren an Elastizität, die Durchblutung verschlechtert sich und der Blutdruck steigt. "Als Antioxidans reduziert oder verhindert Vitamin E die Bildung von oxidiertem LDL und damit die Schaumzellbildung, die mit als früheste Veränderung der Arteriosklerose gilt. Je besser die Versorgung der LDL mit Vitamin E, desto stärker ist die Resistenz gegenüber der Oxydation."[149]

Die günstige Wirkung des Vitamin E ist allerdings auch abhängig von der Dauer der Einnahme; diese sollte nach Studienergebnissen mindestens zwei Jahre betragen und möglichst eine Höhe von 200mg erreichen.

Das Vitamin C wiederum hilft dem Vitamin E, da es das nach getaner Arbeit veränderte Vitamin E wieder regeneriert. Das Vitamin C befindet sich im wasserlöslichen Raum der Zelle und wirkt eng mit dem Vitamin E als Antioxidans zusammen. Eine gute Versorgung an Vitamin C kann deshalb einen Spareffekt in bezug auf das Vitamin E haben.

Auch für die Pantothensäure wird seit kurzem eine antioxidative Wirkung diskutiert. "Acetyl-CoA soll die Lipidperoxidation unterbrechen und gleichzeitig Reparaturmechanismen stärken können, die bei der Synthese von Phospholipiden eine Rolle spielen". [150]

---

[149] Ebd.
[150] Gaßmann, Berthold: Pantothensäure in *Ernährungsumschau*, S. 146, Umschau-Verlag, Frankfurt a. Main April 1999

Die Radikalfänger-Vitamine C, E, Betacarotin und ihre Bedeutung bei degenerativen Augenerkrankungen

Auf einem weiteren Bereich leisten die antioxidativen Vitamine höchst Wertvolles für unsere Gesundheit. Im Alter entwickeln viele Menschen einen grauen Star, auch Katarakt genannt. Dies ist die Trübung der Augenlinse, so daß alles nur noch wie durch einen Schleier grau in grau zu sehen ist. (Durch operative Entfernung der Linse und Einpflanzen einer künstlichen Linse wird das volle Sehvermögen wieder erlangt.)
Wie jüngste Untersuchungen zeigen muß dies nicht zwangsläufig so sein. "In Fall-Kontroll-Studien konnte gezeigt werden, daß eine tägliche Zufuhr von mehr als 300mg Vitamin C das Kataraktrisiko um fast 70% senkt. ...Auch für Betakarotin und Vitamin E war eine deutliche Risikominderung festzustellen. Robertson u. Mitarb. (1989) beschrieben, daß Menschen, die Vitamin-E-Supplemente (400IE/Tag) einnahmen, ein um nahezu 70% verringertes Risiko für die Entwicklung der senilen Katarakt haben" [151].
Dagegen haben Personen, die wenig Gemüse und Obst essen, ein 6fach erhöhtes Risiko, einen Katarakt zu entwikkeln, im Vergleich zu jenen, die täglich einen hohen Anteil an Obst und Gemüse verzehren.
Eine andere heute immer häufigere degenerative Augenerkrankung ist die altersbedingte Makuladegeneration. Auch hier zeigt sich, daß eine hochdosierte Zufuhr an antioxidativen Vitaminen, zusammen mit dem Spurenelement Selen den Fortgang verlangsamen , zuweilen sogar eine Verbesserung herbeiführen kann. Bei dieser Erkrankung wird die Stelle des schärfsten Sehens geschädigt und es gibt sonst kaum therapeutische Möglichkeiten.

---

[151] Weiß, H.E. und Biesalski, H.K:Vitamine ud spezielle Augenerkrankungen, in Biesalski et al.: Vitamine, S. 285, Thieme, Stuttgart 1997.

Der beste Schutz vor Krankheiten ist ein gutes Immunsystem.

Ein gut funktionierendes Immunsystem kann uns vor vielen Krankheiten bewahren. Diese Erkenntnis ergibt sich immer mehr aus den Forschungen der Wissenschaft. So zeigt es sich, daß Waldarbeiter, die einem wesentlich erhöhten Risiko durch Zeckenbiß an der Lyme-Borreliose zu erkranken, ausgesetzt sind, bei guter Immunitätslage zwar infiziert werden, aber nur 10% von diesen erkrankten. Gegen diese Erkrankung gibt es bisher noch keinen Impfstoff. Sie kann im Erkrankungsfall zu schweren Schäden am Nervensystem, am Herzen oder an den Gelenken führen. Andererseits kann es für unser Immunsystem auch günstig sein, sich in einer Krankheit mit Erregern auseinanderzusetzen und die Abwehr damit auf Höchstleistung zu bringen. In einer Studie konnte nachgewiesen werden, daß Menschen, die einen akuten Infekt erfolgreich überstanden haben ein geringeres Risiko besitzen, an einem schwarzen Hautkrebs (malignes Melanom) zu erkranken. Es ist also für unser Immunsystem nicht unbedingt das Beste, jede Krankheit zu vermeiden oder, wenn sie schon in uns steckt "niederzubügeln". Sie könnte uns vielmehr vor schwereren Erkrankungen bewahren. Für unser Immunsystem ist es viel wichtiger, die Krankheiten gut zu überstehen, denn dies übt unsere Abwehr und wir sollten es dabei unterstützen. Viele Studien zeigen, wie wichtig hierbei heute die Vitamine sind. Jeder weiß das vom Vitamin C. Heute ist wissenschaftlich belegt, daß das Vitamin C für unsere Immunzellen sehr wichtig ist. "Immunzellen wie die Granulozyten können ohne Vitamin C ihre Funktionen nicht voll erfüllen. Deren Aufgabe besteht darin, Bakterien zu phagozytieren, indem sie sich auf Bakterien hinbewegen. Die Beweglichkeit der Immunzellen ist im Vitamin C-Mangel schwer gestört, so daß man von einem Immundefizit sprechen kann. ...Werden besondere Herausforderungen an das Immunsystem gestellt, wenn etwa eine Grippewelle umgeht, dann müßte man sich präventiv besser schützen. Auch unter bestimmten Streßsituationen wie einem Transatlantikflug ist eine zusätzliche Zufuhr notwendig. Im Flugzeug ist man ständig dem Ozon ausgesetzt und dort ist die Einwirkung kosmischer Strahlung stärker als sonst. Unter solchen Streßzuständen müßte man sich wesentlich besser mit Vitamin C und auch mit Vitamin E versorgen" [152].

Nicht zu vergessen ist allerdings auch die Bedeutung einer gesunden Lebensweise für unser Immunsystem. Dazu gehört ein dauerndes Bemühen um unsere Gesunderhaltung und ein Vorbeugen vor Krankheiten, indem wir dafür sorgen, daß unser Organismus dazu alles bekommt was er benötigt. Dazu gehören auch Erholung und Freude, Entspannung und Anspannung, genügend Bewegung wie auch eine gesunde Ernährung. Wobei all das in Maßen nötig ist, das soll heißen, daß auch keine einseitigen und fanatischen Ernährungsweisen dazu nötig sind.

Was jedoch sicherlich heute noch unterbewertet wird, ist: eine adäquate Therapie auch der sonst nicht einer "Therapie bedürfenden Erkrankung". Es sind hiermit manche leichteren Infekte und Erkältungskrankheiten sowie Befindlichkeitsstörungen gemeint. Also alle die Krankheiten, die uns alle mal befallen. Nach langjähriger Erfahrung kann hier behauptet werden, daß es sehr wohl nötig und möglich ist, den Organismus in solchen Situationen zu unterstützen. Bei jeder Erkrankung verbraucht der Organismus für seine Abwehrleistung mehr Energie, er muß kämpfen, neues Gewebe aufbauen, Abwehrsubstanzen bilden usw. Er muß all das ja irgendwoher nehmen und das geht zu Lasten der anderen biochemischen Reaktionen, die allerdings für einen suffizienten, also einen optimal ablaufenden Stoffwechsel nötig wären. Nur so sind die hohen Dosen an Pantothensäure in nicht allzu schweren Erkrankungen erklärbar, denn sie sollen verhindern, daß der Stoffwechsel

[152] Schmidt,Karl Heinz: Vitamine braucht man nicht erst, wenn ein Mangel vorliegt, S. II *in Forschung und Praxis* vom 16.3.1990.

langfristig aus dem Gleichgewicht gerät. Dies leistet unweigerlich schweren chronischen Krankheiten Vorschub, die ganz zwangsläufig im Laufe der Jahre kommen, weil der Organismus, so man diesem nicht vehement gegensteuert, in mannigfache Belastungen und Mangelsituationen gerät. Dies ist besonders in bezug auf die lebensnotwendigen Vitamine gedacht.

Viruserkrankungen

Man weiß heute, daß unser Immunsystem durch verschiedene Faktoren "verstellt" werden kann. Dies bedeutet, daß es nicht mehr allen Anforderungen gerecht werden kann. Ursachen hierfür können eine ungesunde Ernährung sein, langfristige Medikamenteneinnahme sowie Virusinfekte.
So zeigt es sich immer häufiger, daß Personen, die an Asthma erkranken, vorher eine Virusinfektion der Atemwege und damit eine Entzündung der Bronchien hatten. Auf dieser Basis scheint sich zusammen mit einer Disposition für allergische Erkrankungen, besonders leicht ein allergisches Asthma zu entwickeln.

So rücken Virusinfektionen immer häufiger ins Blickfeld der Medizin als mögliche Mitverursacher bei schweren Erkrankungen. Beim Diabetes mellitus, der Insulin abhängig ist und der schon früh im Kindesalter ausbricht, ist dies schon länger im Gespräch. Hier ist bekannt, daß manche Virusinfekte bei prädisponierten Kindern den Diabetes oftmals zum Ausbruch bringen oder ihn begünstigen. Gelegentlich sind auch rheumatische Gelenkbeschwerden nach Viruserkrankungen, wie nach Röteln oder nach Darminfekten zu beobachten. Was allerdings nicht verwunderlich ist, weil viele Viren eine besondere Affinität zu diesen Geweben haben.

Neuerdings fanden sich in Zellen bei leukämiekranken Kindern Viruspartikel. Es wird jedenfalls die mögliche Mitverursachung von Viren bei der Leukämie ins Kalkül gezogen.

Sollten sich in weiteren Untersuchungen diese Vermutungen bestätigen, könnte sich zeigen, daß der Körper mit Virusinfektionen doch nicht so gut alleine fertig wird. Das wird allerdings erst langfristig an gewissen Schädigungen auf den unterschiedlichsten Organsystemen deutlich. So erstaunt es auch dann nicht mehr, wenn bei Virusinfektionen aus eigenen Erfahrungen jeweils recht hohe Pantothensäuredosen nötig waren. Ob diese hohe Pantothensäuredosierung langfristig Folgeschäden nach abgelaufenen Viruserkrankungen generell verhindern kann, muß erst noch in weitergehenden Studien untersucht werden. Falls sich diese Vermutungen als gesichert herausstellen, wäre eine ausreichende hohe Dosierung bei den vielen Viruserkrankungen eine echte Prophylaxe vor später weit schwerer sonst nachfolgenden Erkrankungen.

Es ist dies ein gänzlich neuer Gedanke der Vorsorgemedizin, der wesentlich früher und auf einer ganz anderen Ebene einsetzt als gemeinhin üblich.

Es scheint fast so, daß der Keim für viele spätere, schwere Erkrankungen weit früher gelegt wird, als wir uns das vorstellen können. So findet man beispielsweise auch im Knorpel von Arthrose-Patienten einen Mangel an den antioxidativen Vitaminen E und C. Nach all dem was über deren vielfältige Funktion in unserem Organismus bekannt ist, wundert das nicht. Bei jeder Infektion entstehen auch am Ort des Geschehens freie Radikale um die Erreger abzuwehren.

Die Volkskrankheit Diabetes mellitus

Mittlerweile sind schon fünf Millionen Bundesbürger von dieser Krankheit betroffen und die Tendenz ist steigend. Sieht man sich die Symptome und Beschwerden hier näher an, so weisen einige davon deutliche Parallelen auf, wie sie auch bei einem Pantothensäuremangel zu finden sind. Der Diabetiker entwickelt leicht eine Fettleber, er ist anfälliger für Infekte und er leidet meist unter einer schlechten Wundheilung. Diese Begleitkrankheiten führen so auch oft zu weiteren Komplikationen.All diese Symptome treten ebenso unter einem Mangel an Pantothensäure auf.

Bei einer 25tägigen experimentellen pantothensäurearmen Diät ergaben sich an klinisch-chemischen Zeichen eine veränderte Glucosetoleranz und erhöhte Insulinempfindlichkeit[153]; beides sind Hinweise auf Störungen im Zuckerhaushalt. Die sich hierbei ergebende Hypoglykämie, der Unterzucker, ist häufig im Vorfeld einer diabetischen Erkrankung zu finden. Es gibt weitere Hinweise, daß Diabetiker einen erhöhten Bedarf an Co A und demnach an Pantothensäure haben.

"Gerade beim Diabetiker werden die CoA-Vorräte durch den beschleunigten Fettsäureabbau und die vermehrte Bildung von Acetyl-CoA stark beansprucht. Eventuell entsteht hierdurch - zumindest zeitweise - ein Defizit an freiem CoA im Stoffwechsel. Interessanterweise gibt es die Hypothese, daß die Ketonkörperbildung - ein Vorgang, bei dem CoA freigesetzt wird - als Notmaßnahme des Körpers dient, um zusätzliche freie CoA-Moleküle verfügbar zu machen. Folgt man dieser Hypothese, so müßten Ernährungsmaßnahmen, mit denen Bausteine zur CoA-Bildung bereitgestellt werden, einen antidiabetischen Charakter besitzen"[154]

---

[153] Vgl. Biesalski, H.K./Schrezenmeir, J./Weber, P,/Weiß, H.: Vitamine, S. 267, Thieme, Stuttgart 1997.
[154] Reglin, Felicitas: "Nahrungsergänzung mit Aminosäuren – ein neuer Ansatz beim Diabetes mellitus" in Praxistelegramm, Heft 5/1997, S. 11, Ralf Reglin Verlag, Köln-Weiß

Zu diesen Bausteinen gehören neben dem Vitamin Pantothensäure auch die Aminosäuren Cystein und Beta-Alanin.
Hiermit könnte der gefährlichen Ketonkörperbildung entge-
gengewirkt werden.

Die Stoffwechselsituation beim Diabetiker

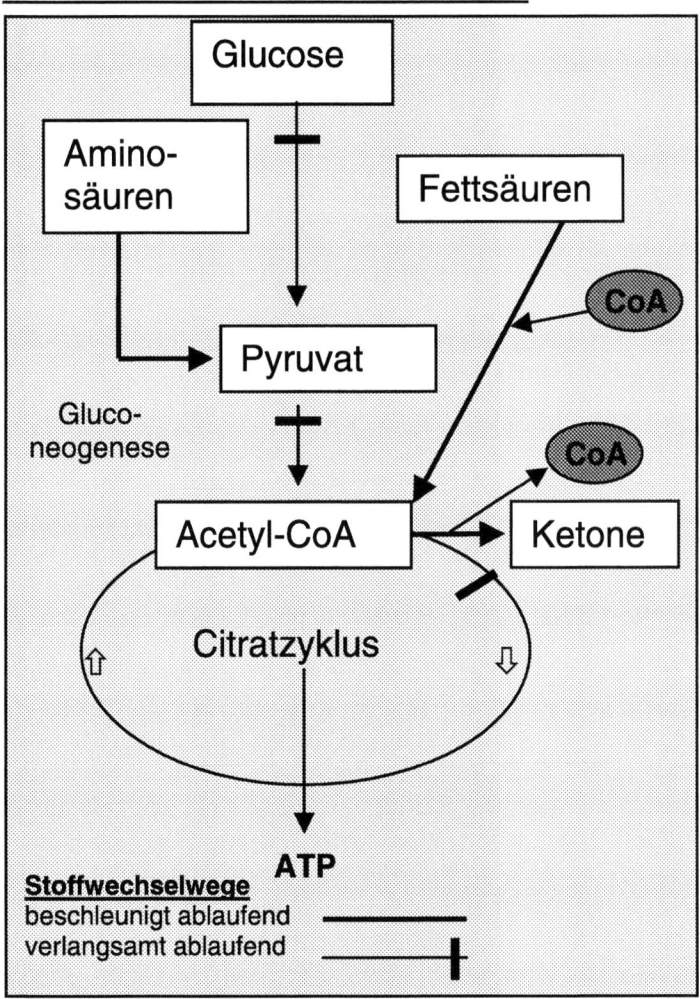

Abbildung aus: Reglin, Felicitas: "Nahrungsergänzung mit Aminosäuren – ein
neuer Ansatz beim Diabetes mellitus" in Praxistelegramm, Heft 5/1997, S. 11,
Ralf Reglin Verlag, Köln-Weiß.

Bei der Verstoffwechslung der Kohlenhydrate spielen noch einige weitere Vitamine der B-Gruppe eine wichtige Rolle. Dies sind die Vitamine B_1 (Thiamin), B_6 und das Spurenelement Zink. Das Zink ist beispielsweise zur Insulinbildung nötig und hilft außerdem, wie auch noch das Vitamin C, mit bei der Wundheilung. Bekannt ist, daß in weiten Kreisen der Bevölkerung ein Vitamin-B_1-Mangel herrscht. Es könnte gut möglich sein, daß ein längerfristiger Mangel an gewissen Bausteinen bei prädisponierten Personen und gleichzeitiger Überernährung eine diabetische Stoffwechsellage begünstigen.

Verhütung von Pflegebedürftigkeit

Es gibt nur einige wenige Erkrankungen, die zur Pflegebedürftigkeit führen. Es sind dies vornehmlich:

- geistige Abbauprozesse, wie M. Alzheimer, Parkinsonsche Erkrankung, schwere Durchblutungsstörungen des Gehirns,

- Herz/Kreislauferkrankungen: hier besonders der Schlaganfall,

- Erkrankungen des Bewegungsapparates.

Da gerade ältere Menschen aus verschiedenen Gründen nicht mehr genügend Pantothensäure über die Nahrung zu sich nehmen, weisen sie ein Vitamin-Defizit auf. Dieses sollte durch Substitution aufgefüllt werden. Gleichzeitig sollten auch andere B-Vitamine, die sich ebenso auf die geistigen Leistungen auswirken, hinzugefügt werden. Im Verbund mit einer längerfristigen Einnahme von Vitamin E und C, den Radikalfängern, könnte auch der Alzheimerschen Krankheit in gewissen Grenzen vorgebeugt werden. In klinischen Studien fanden sich hierfür bereits günstige Auswirkungen und damit eine Verlangsamung des Prozesses.

Seit Jahren laufen diesbezüglich in Heidelberg unter der Leitung von Professor Konrad Bayreuther Untersuchungen. Dieser plädiert dafür, vermehrt weitere natürliche Substanzen auf deren etwaige günstige Wirkungen beim Alzheimer zu untersuchen. Die Aufwendungen für eine längerfristige Einnahme dieser Präparate liegt in keinem Verhältnis zu den Kosten, die bei einer Pflegebedürftigkeit anfallen würden.

Bekannt ist heute, daß Alzheimer-Patienten an einem Mangel des Neurotransmitters Acetylcholin leiden. Die Therapie versucht dies durch die Gabe von Substanzen, die den Abbau des Neurotransmitters hemmen, auszugleichen. Das Enzym Acetylcholinesterase hemmt den Abbau von Acetylcholin und manchen Kranken kann mit entsprechenden Medikamenten geholfen werden, weil das Fortschreiten der Erkrankung verlangsamt wird.
Denkbar ist aber auch der umgekehrte Weg. Möglicherweise verfügen diese Kranken, aus welchen Gründen auch immer, über zu wenig an den nötigen Vorläufersubstanzen für die Biosynthese von Acetylcholin. Nötig hierfür ist einmal das Cholin, aber auch die Pantothensäure.

Ein weiterer Neurotransmitter ist das Taurin. Beim Aufbau dieses Neurotransmitters spielt ebenfalls die Pantothensäure eine Rolle. Das Taurin ist eine Aminosäure und findet sich nur in Fleischprodukten. Das Taurin ist nach neuesten Erkenntnissen auch wichtig für die Gedächtnisfunktion und den Sehvorgang.

Ähnliches gilt für die Gelenkbeschwerden und -Erkrankungen, die fast unweigerlich im Alter auftreten. Auch auf diese würde sich eine Substitution von Pantothensäure günstig auswirken und zumindest die Beschwerden mildern. Wenn damit nur einige schwerere Behinderungen im höheren Alter und damit Pflege vermieden werden könnte, haben sich die Kosten hierfür gelohnt.

Im Buch: "Das Vitaminprogramm" von Linus Pauling, dem Biochemiker und zweifachen Nobelpreisträger, findet sich noch viel Erstaunlicheres, was Vitamine und Mineralien bei konsequenter Anwendung sogar bei geistig behinderten Kindern vermögen. Es wird dort berichtet über eine 1981 in den USA durchgeführte Doppelblindstudie und deren "Wirkungen einer Mischung von 19 Vitaminen und Mineralien an 16 geistig behinderten Kindern". Die Kinder befanden sich im Alter zwischen 5 und 15 Jahren. Bei den Kindern, die die Vitamine und Mineralien erhielten, stieg der Intelligenzquotient (IQ) deutlich an. Bei den Kindern, die nur die Placebos erhielten, dagegen nicht. Daraufhin erhielten diese nach 4 Monaten auch die Vitamin- und Mineralmischung, worauf auch deren IQ anstieg.

"Diese Zunahme des IQ versetzte die betroffenen Personen in die Lage, unabhängig von der Hilfe anderer selbst für sich zu sorgen. Der verbesserte Ernährungszustand, der durch die Verabreichung der zusätzlichen Vitamine und Mineralien erreicht wurde, und zwar mit dem dreißigfachen der von den amerikanischen Gesundheitsbehörden für das Vitamin C empfohlenen Menge" - es waren dies 1500mg, wie aus einer Tabelle hervorgeht - "und reichlichen Gaben anderer Nährstoffe, würde jedem nützen, der diese Substanzen zu sich nimmt, und ich empfehle, daß jedes geistig behinderte Kind eine auf diese Weise angereicherte Ernährung erhalten solle. Diese Kosten sind im Vergleich mit den anderen Ausgaben für die Pflege einer geistig behinderten Person gering." [155] Dr. Harrell hatte diese Studie auf Anregung von Professor Roger J. Williams, dem Entdecker der Pantothensäure durchgeführt. Sie hatte einen Bericht von ihm gelesen, in dem er die Vermutung aussprach, "daß die Verabreichung zusätzlicher Mengen wichtiger Nährstoffe bei der Behandlung gewisser genetischer Krankheiten nützlich sein könnte". [156]

---

[155] Pauling, Linus: Das Vitaminprogramm, S. 243, Goldmann, München 1992.
[156] Ebd.

Schlußwort

Es ist sicherlich richtig, daß viele Krankheiten genetisch bedingt sind und so der Versuch gentechnischer Einfluß-nahme sinnvoll ist. Da es aber bestimmter Voraussetzun-gen bedarf, um eine solche im Gen festgelegte Krankheit zur Auslösung zu bringen, könnte man auch an diesen Auslösefaktoren therapeutisch ansetzen.

So erläutert Professor Konrad Bayreuther, der Alzheimer-forscher, daß viele Menschen die Veranlagung haben, an Alzheimer zu erkranken, daß es aber, damit die Krankheit auch wirklich ausbricht, noch eines bestimmten "Kicks" be-darf. Als Auslösefaktoren werden heute langdauernder Streß, Verlust nahestehender Menschen und Virusinfekte diskutiert. Als Co-Faktoren dieser Auslösemechanismen könnten auch latente Vitaminmangelzustände eine Rolle spielen, die in solchen Situationen in manifeste Mangelzu-stände umschlagen und dies dann den Organismus an sei-ner genetisch, determinierten Schwachstelle trifft. Der Or-ganismus konnte bis dahin diesen Zustand gerade noch kompensieren, aber jetzt gelingt es ihm nicht mehr und die Krankheit bricht aus. In diesen Belastungsphasen wären aller Wahrscheinlichkeit nach mehr Reparatursubstanzen nötig, um eine Erkrankung zu vermeiden. So gelingt dem Organismus bei der Alzheimer Krankheit nur eine "fehler-hafte Reparatur". Man interpretiert heute die "LAVA - Mas-sen" (Plaques), die sich im Gehirn dieser Kranken finden und die aus Amyloidablagerungen bestehen, als unvoll-kommene Reparatur.

"Da Pantothensäure als Bestandteil von Coenzym A wirkt, beruhen Mangelerscheinungen in erster Linie auf der Hemmung der vielen Stoffwechselprozesse, an denen die-ses Coenzym beteiligt ist. Es zeigen sich also vor allem Symptome, deren Ursache in Störungen des Fettsäure-

haushalts, der Proteinsynthese sowie bei der Überträger-
funktion im Nervensystem zu suchen sind." [157]

Die Mangelerscheinungen der Pantothensäure schlummern
deshalb sicher weitestgehend im Verborgenen und sind
deshalb schwer diesem Vitamin zuzuordnen. Daraus zu
schließen, daß in der Bevölkerung kein Mangel besteht, ist
heute wohl eher unzutreffend. Eine ausführliche wissen-
schaftliche Erforschung wäre wünschenswert und die Anregung hierfür ist eines meiner Hauptziele. Nachdem in den
letzten Jahren bei einigen Vitaminen so spannende neue
Erkenntnisse bei der Erforschung hinzugewonnen wurden,
steht für die Wissenschaft hier sicherlich auch noch Inter-
essantes bereit.
Da die Mangelerscheinungen bei der Pantothensäure so
diskret sind und die Beschwerden so unspezifisch, daß sie
auf alles deuten, werden sie kaum mit der Pantothensäure
in Verbindung gebracht.

Vielleicht könnte man latente Vitaminmangelzustände mit
einer langen "Zündschnur" vergleichen, die irgendwann im
Leben angezündet wird. Diese wird letztlich immer im ge-
netischen Code vorprogrammiert sein.

Tatsächlich führt der Gendefekt zu einem veränderten
Protein, aber noch weiß niemand, wieso dieses Protein
versagt und warum Betroffene einige Jahre bis Jahrzehnte
symptomfrei leben. "Das Gen" sagt Lehrach heute, der Di-
rektor am Berliner Max-Planck-Institut für molekulare Ge-
netik, "ist nur der Einstiegspunkt in den Prozeß der Suche
nach den Ursachen von Krankheiten. Um die Krankheit zu
verstehen, muß man alle seine Wechselwirkungen kennen." [158]

---

[157] Biesalski, H.K./Schrezenmeir, J./Weber, P,/Weiß, H.: Vitamine,
S. 267, Thieme, Stuttgart 1997.
[158] A. Mädei, Im Labyrinth der Gene, SZ Nr. 241 vom 24.10.1995

Auf einem Kongreß der Erbforscher wurde die Bedeutung von Lebensweise und Zufall nach neuesten Erkenntnissen betont. Die folgende Aussage bildete zwar dort eine nicht allgemein anerkannte Minderheitsauffassung, doch bleibt abzuwarten, ob sich diese nicht in einigen Jahren bestätigen wird. Charles Sing von der Universität Michigan plädierte in Berlin ""für eine ganz andere Sicht des Zusammenhangs zwischen Umwelt, Erbgut und Krankheit". In seinem Modell legen genetische Eigenschaften nur so etwas wie die obere und untere Grenze der Anfälligkeit für eine Krankheit fest. Wo die eigene Empfindlichkeit innerhalb dieser Streubreite zu jedem Zeitpunkt tatsächlich liegt, hängt von der Lebensweise und vom Zufall ab. Krank wird man demnach nur dann, wenn der notwendige Auslöser mit einer zur eigenen Anfälligkeit passenden Mindeststärke auftritt. Weil der Erfinder dieses komplexen Modells grundsätzlich abstreitet, daß eine sichere Vorhersage möglich sein könnte, stößt er bei Kollegen, die nach Prognosefaktoren suchen, auf wenig Gegenliebe" [159].

Gäbe man in diesen Belastungsphasen jeweils erhöhte Mengen an bestimmten Vitaminen, so ließen sich die "Explosionen" hinauszögern, weil der Körper die Situation kompensieren kann. Würden diese Vorgänge weiter verfolgt, so ergäben sich hieraus für die Medizin neue therapeutische Möglichkeiten.

Das wäre auch ein Ausweg aus dem Dilemma in der Entwicklung neuer Medikamente, die heute Unsummen verschlingen, weil nur sehr wenige der synthetisch hergestellten Medikamente letztlich zur Marktreife kommen. Von 5 000 erforschten Substanzen werden schließlich 5 zu Medikamenten, dann sind allerdings noch die Nebenwirkungen zu berücksichtigen. "In Deutschland sterben mehr Menschen durch Medikamente als im Straßenverkehr. Etwa 10 000 Menschen müßten nicht vorzeitig sterben, wenn

---

[159] Ebd.

204

deutsche Ärzte mehr über Nebenwirkungen und Wechselwirkungen von Medikamenten wüßten."[160] Diese Zahlen
nannten die deutschen Pharmakologen auf ihrem Bundes-
kongress in Berlin 1999. Eine Schätzung der Arbeitsge-
meinschaft für angewandte Humanpharmakologie liegt
noch deutlich darüber.

Doch leider vernichtet die Menschheit auch noch die natürlichen Schätze, die im Regenwald verborgen sind und wir
vergiften unsere eigene Fauna und Flora vor unserer
Haustüre. Die Schätze liegen auf der Straße, wir brauchen
sie nur aufzuheben. Gibt man den alten Erkenntnissen,
dem Althergebrachten eine neue Gewichtung, so erhält
man ganz andere Dimensionen.

**Warum in die Ferne schweifen,
sieh das Gute liegt so nah.**

Johann Wolfgang von Goethe

---

[160] Deutschlandfunk, Forschung aktuell, 10.6.1999.

Literaturverzeichnis

Autor	Titel	Auflage	Heraus-geber
Alexander, Meta /Raettig, Hansjürgen	Infektionskrank-heiten	2. Auflage, 1987	Georg Thieme Verlag, Stuttgart-New York
Athen, D./Schuster, E./Tiedemann, P	Alkoholismus-report	5. Auflage. 1992	Bayer. Staats-ministe-rium für Arbeit, Familie und So-zialord-nung
Bas, Halid	Wie die Leber entgiftet	28. 11. 1980	SZ
Bayer, Wolfgang/ Schmidt, Karlheinz	Vitamine in Prä-vention und The-rapie	1991	Hippo-krates, Stuttgart
Biesalski, Hans Konrad	Vitamine – Bau-steine des Lebens	1. Auflage 1997	Beck'sche Verlags-buchhand lung, München
Biesalski, H.K. /Schrezenmeir, J./ Weber, P,/Weiß, H.	Vitamine	1. Auflage 1997	Thieme, Stuttgart
Böhm, Udo	Gesunde (BioAk-tive) Lebensfüh-rung als Beitrag zur Umweltmedi-zin in "Erfah-rungsheilkunde"	11/1996	Haug, Heidel-berg

Bösel, Botho	Praktikum des Infektions- und Impfschutzes	10. Auflage 1992	H. Hoffmann GmbH-Verlag, Berlin
Bücker, Joseph	Anatomie und Physiologie	26. Auflage, 1981	Georg Thieme Verlag, Stuttgart
Burgerstein, Lothar	Heilwirkung von Nährstoffen	4. Auflage, 1985	Karl F. Haug Verlag, Heidelbg
Buttlar von, Johannes	Die biologische Chance	1981	Mosaik-Verlag, München
Cotta, Horst / Puhl Wolfhart	Orthopädie - Ein kurzgefaßtes Lehrbuch	5. Auflage, 1993	Georg Thieme Verlag, Stuttgart-New York
Daunderer, Max	Gifte im Alltag-wo sie vorkommen, wirken, schützen	1995	Verlag C, H. Beck, München
De Groot, Hilka	Warenkorb mit giftigen Rückständen in SZ vom 27. 10.	1998	Süddeutscher Verlag, München
Deutschlandfunk	Forschung aktuell, Das monatliche "Wissens-Update" auf CD-ROM	Februar/ März 1999	Köln
Dietl, Hans / Ohlenschläger, Gerhard	Handbuch der Orthomolekularen Medizin	1. Auflage, 1994	Karl F. Haug Verlag,
Domagk, Götz	Biochemie für die mündliche Prüfung	1992	Springer-Verlag, Berlin, Heidelberg, NY

Deutsche Krebshilfe e.V.	Wertvoll, Präventionsratgeber Ernährung	4, Ausgabe 9, 1995	Bonn
Elmadfa, Ibrahim / Fritzsche, Doris/ Cremer, Hans	Die große GU Vitamin und Mineralstofftabelle	1994	Gräfe und Unzer Verlag GmbH, München
Filser, Hubert	Das Rätsel der Wundheilung, Süddeutsche Zeitung, 26. 6. 1997	1997	Süddeutscher Verlag, München
Flade, Sigrid	Diät für Allergiker	1988	Selbstverlag, München
Gaßmann, Berthold	Pantothensäure in "Ernährungsumschau", Heft 4/99	1999	Umschau Zeitschriften-Verlag, Frankfurt
Gross, R. / Schölmerich, P.	Lehrbuch der Inneren Medizin	5. Auflage, 1977	F.K. Schattauer Verlag, Stuttgart, New York
Guth, Ingrid et al.	Stabilisierung immunologischer Funktionen von HIV-positiven Patienten durch das Panmolekulare Nährstoff-Konzept ISF, Journal für Orthomolekulare Medizin, 4/1997.	1997	Ralf Reglin Verlag, Köln

Hassenstein, Tilmann	Restaurierung der Abwehr, Süddeutsche Zeitung Nr. 252	1997	Süddeutscher Verlag, München
Hauss, W. / Gerlach, U.	Rheumatismus und Bindegewebe	1966	Dietrich Steinkopf Verlag, Darmstadt
Herold, Gerd und Mitarbeiter	Innere Medizin	1994	Köln
Heseker, Helmut u. Beate	Die aktuelle Umschau Nährwert- und Kalorientabelle	1999	Umschau Braus GmbH, Heidelberg
Höhne, Eberhard	Vitamine	1985	Otto Hoffmanns Verlag, München
Hötzel, Dieter / Kling-Steines, Birgit / Zittermann, Armin	Vitamine - Eine Übersicht	02.06.94	Dtsch. Apothekerzeitung, 134. Jhrg
Hofmann-La Roche	Gebrauchsinformation für Fachkreise	1982, 1994	Hofmann-La Roche AG, Grenzach-Wyhlen
Hofmann-La Roche	Roche-Lexikon Medizin	1984, 1998	Urban & Schwarzenberg, München
Jenapharm GmbH	Gebrauchsinformation Panthenol	1994	Jena

Jennerjahn, Yvonne	Alkoholprobleme von Frauen unterschätzt in Süddeutsche Zeitung vom 6. April	1999	Süddeutscher Verlag, München
Karcher, Helmut L.	Neues von der Resistenzfront in Selecta Nr. 27/1992	1992	Selecta Verlag, Wiesbaden
Karlson, Peter	Kurzes Lehrbuch der Biochemie	1980	Thieme, Stuttgart
Körfgen, Guido	Hautbehandlung als Ganzheitsmedizin	2. Auflage, 1979	WBV Biol.-Med. Verlags GmbH & Co KG, Schondorf
Kollath, Werner	Getreide und Mensch	1964	Schwabe & Co,
Kühn, H.A. u. Schirmeister, J.	Lehrbuch der Inneren Medizin	1982	Springer, Bonn, Heidelberg
Kuemmerle, Helmut P. u. Goossens, Nico	Klinik und Therapie der Nebenwirkungen	1984	Thieme, Stuttgart
Langbein, K.	Die Bittere Pille	1983, 1999	Kiepenheuer & Witsch, Köln
Lange-Ernst, Maria E.	Gesundheit durch Spurenelemente	1. Auflage, 1988	Goldmann Verlag, München
Linnemann, Markus/Kühl, Michael	Biochemie für Mediziner	1994	Vieweg, Braunschweig/ Wiesbd.

Lutz, W.	Lehrbuch der Haut- und Geschlechtskrankheiten	3. Auflage, 1963	S. Karger Verlag, Basel
Mädei, A.	Im Labyrith der Gene, Süddeutsche Zeitung Nr. 241 vom 24. 10. 1995	1995	Süddeutscher Verlag, München
Mindell, Earl	Die Vitaminbibel	1991	Heyne, München
Mindell, Earl	Die Vitaminbibel für das 21. Jahrhundert	1999	Heyne, München
Moll, Werner	Kompendium der Rheumatologie	2. Auflage, 1972	S. Karger AG, Basel
Mutschler, Ernst Prof. Dr. rer.nat, Dr. med.	Arzneimittelwirkungen, Lehrbuch d. Pharmakologie und Toxikologie	1991	Wiss. Verlagsges, Stuttgt.
Oberbeil, Klaus	Fit durch Vitamine	7. Auflage, 1994	Südwest Verlag, München
Oberritter, Helmut	Die aktuelle Cholesterin-Tabelle	1989	Falken Verlag Niernhausen Ts
Overzier, Claus	Systematik der Inneren Medizin	1983	Thieme, Stuttgart
Pauling, Linus	Das Vitaminprogramm	1992	Goldmann, München
Pischinger, Alfred	Das System der Grundregulation	2. Auflage, 1976	Haug Verlag Heidelbg
Pschyrembel, Willibald	Klinisches Wörterbuch	1976	De Gruyter, Berlin
Rath, Matthias	Warum kennen	1998	MR Ver-

	Tiere keinen Herzinfarkt		lag, Almelo NL
Reglin, Felicitas	Dem Menschen geht es nur so gut wie seinem Immunsystem, Journal für orthomolekulare Medizin	1997	Ralf Reglin Verlag, Köln
Reglin, Felicitas	Nahrungsergänzung mit Aminosäuren – ein neuer Ansatz beim Diabetes mellitus" in Praxistelegramm, Heft 5/1997, S. 11	1997	Ralf Reglin Verlag, Köln
Rote Liste Service GmbH	Rote Liste 1999	1999	Editio Cantor Verlag, Aulendorf
Schätzel, Hermann	Artikel über Viruserkrankungen, Süddeutsche Zeitung, 29.12. 1995	1995	Süddeutscher Verlag, München
Schettler, Gotthard	Innere Medizin, 4. Auflage	1976	Thieme, Stuttgart
Schettler, Gotthard / Greten, Heiner	Innere Medizin, 8. Auflage	1990	Thieme, Stuttgart
Schön, R / Böni A. / Miehlke K.	Klinik der rheumatischen Erkrankungen	1970	Springer-Verlag, Berlin, Heidelberg, NY
Schurgast, H.	Orthomolekulare Medizin in *Erfahrungsheilkunde*	10/1991	Haug, Heidelberg

Simonson, Barbara	Vitalstoff- u. en-zymreiche Le-bensmittel zur Gesundheitspro-phylaxe in *Erfah-rungsheilkunde*	10/1999	Haug, Heidel-berg
Souci/ Fachmann/ Kraut	Lebensmittel-Tabelle für die Praxis	2. Auflage 1991	Wiss. Ver-lags-Ges. mbH, Stuttgart
Thalmann, H.H.und Sagredos, A. N.	Zellmilieu-Medizin in Erfahrungsheil-kunde	9/1991	Haug, Heidel-berg
Ude, J. und Koch, M.	Die Zelle	1982	G.Fischer, Stgt,NY
Watzl, Bern-hard/Leitzmann, Claus	Bioaktive Sub-stanzen in Le-bensmitteln	1. Auflage 1995	Hippo-krates, Stuttgart
Wiedner / Ziegen-meyer	Dermatika		Wiss. Ver-lags-Ges. mbH, Stuttgart
Zetkin / Schaldach, Herbert	Wörterbuch der Medizin	6. Auflage 1978	dtv, Mün-chen Thieme, Stuttgart
ZRvA	Zulassungen und Registrierungen von Arzneimitteln nach dem AMG 1976	Januar 1994	PMI-Verlag, Frank-furt/Main

Verzeichnis der Nahrungsmittel

Aal 55
Alkohol 61
Ananas 72
Apfel 72, 188
Apfelsine 72
Aprikose 72, 188
Aprikosen, getrocknet 71
Artischocke 70
Auberginen 68
Austern 55
Avocado 71
Bambussprossen 70
Banane 72
Bel Paese 59
Birnen 72
Bismarckhering 55
Bleichsellerie 68
Blumenkohl 68
Bohnen, Schnittbohnen 68
Bohnen, weiß 67
Brathering 55
Brathuhn 42
Bries 45
Brokkoli Broccoli 68, 188
Brombeeren 72
Brot 64
Buchweizen 62
Bückling 54
Butterkäse 57
Buttermilch 56
Camembert 57
Cashewnuß 65
Champignon 66
Chester 59
Chicoree 70
Chinakohl 69

Wirsing 68
Yoghurt 56
Zander 55
Ziegenkäse 57
Ziegenmilch 56
Zitrone 72
Zucchini 70
Zuckermais, roh 68
Zuckermelone 72
Zwiebel 69

Sachverzeichnis

230